50岁之后的健身管理（修订版）

沃尔特·H. 艾丁格(Walter H. Ettinger)

[英] 布伦达·S. 莱特(Brenda S. Wright)　　著

史蒂芬·N. 布莱尔(Steven N. Blair)

王雄　张冰　译

人 民 邮 电 出 版 社

北 京

图书在版编目（CIP）数据

50岁之后的健身管理：修订版 / （英）沃尔特·H.
艾丁格（Walter H. Ettinger），（英）布伦达·S.莱特
（Brenda S. Wright），（英）史蒂芬·N.布莱尔
（Steven N. Blair）著；王雄，张冰译. -- 2版. -- 北
京：人民邮电出版社，2020.5（2024.4重印）
ISBN 978-7-115-52831-5

Ⅰ. ①5… Ⅱ. ①沃… ②布… ③史… ④王… ⑤张…
Ⅲ. ①中年人—健身运动—基本知识②老年人—健身运
动—基本知识 Ⅳ. ①R161

中国版本图书馆CIP数据核字(2020)第028047号

版权声明

免责声明

本书内容旨在为大众提供有用的信息。所有材料（包括文本、图形和图像）仅供参考，不能用于对特定疾病或症状的医疗诊断、建议或治疗，且不能保证每一位读者都能通过使用本书运动方法取得成功。所有读者在针对任何一般性或特定的健康问题开始某项锻炼之前，均应向专业的医疗保健机构或医生进行咨询。作者和出版商都已尽可能确保本书技术上的准确性以及合理性，且并不特别推崇任何治疗方法、方案、建议或本书中的其他信息，并特别声明，对读者的运动效果不负任何责任，不会承担由于使用本出版物中的材料而遭受的任何损伤所直接或间接产生的与个人或团体相关的一切责任、损失或风险。

内 容 提 要

本书由 3 位年龄均在 50 岁以上的运动医学专家为 50 岁以上的中老年人群体专门写作，并且基于中老年人健身最重要的四大板块——有氧训练、力量练习、平衡练习和拉伸练习，为中老年人的健身管理提出了建议。通过自我评测、行为记录，帮助读者找到适合自己身体状况的锻炼方法、规划自己的训练、正确安排时间以及合理设定目标，从而帮助其养成终生健身、科学健身的良好习惯。

◆ 著　　　　[英] 沃尔特·H.艾丁格（Walter H. Ettinger）
　　　　　　布伦达·S.莱特（Brenda S. Wright）
　　　　　　史蒂芬·N.布莱尔（Steven N. Blair）
　　译　　　　王　雄　张　冰
　　责任编辑　裴　倩
　　责任印制　周昇亮

◆ 人民邮电出版社出版发行　　北京市丰台区成寿寺路 11 号
　　邮编　100164　　电子邮件　315@ptpress.com.cn
　　网址　http://www.ptpress.com.cn
　　廊坊市印艺阁数字科技有限公司印刷

◆ 开本：700×1000　1/16
　　印张：15　　　　　　　　　　2020 年 5 月第 2 版
　　字数：277 千字　　　　　　　2024 年 4 月河北第 2 次印刷
　　著作权合同登记号　图字：01-2016-4053 号

定价：88.00 元

读者服务热线：(010)81055296　印装质量热线：(010)81055316
反盗版热线：(010)81055315
广告经营许可证：京东市监广登字20170147号

目　录

译者序

据联合国的统计标准，如果一个国家60岁以上老年人口达到总人口数的10%或者65岁以上老年人口占总人口的7%以上，那这个国家就属于人口老龄化国家。早在2010年，全国第六次人口普查数据即显示，中国60岁以上老年人口数已经占到总人口数的13%，说明我国已进入老龄化社会。并且，我国老龄人口比例还在呈逐年上升趋势。1990～2020年，我国老龄人口的递增速度为3.3%。预计到2050年，我国60岁及以上老年人口占比将超过30%，接近总人口的三分之一，进入深度老龄化阶段。

相关资料显示，我国现有老龄人口已超过1.8亿，且每年以近800万的速度增加。老年人口的快速增加，特别是80岁以上的高龄老人和失能老人年均100万的增长速度，使得老年人的生活照料、康复护理、医疗保健、精神文化等需求日益凸显，养老问题日趋严峻。老龄化社会的问题，对于各个领域、整个国家乃至全球，都是至关重要的挑战。老年人如何提升自己的健康水平和生活质量？对于我们每一个个体来说，无论你是青年还是中青年，未来都要步入老年，而你的父母及长辈，正面临这一现实问题。因此，对老年人的健康问题及早进行具有科学规划的健康管理，积极参与运动、形成良好健身习惯，都是其中极为重要的一环。

一直以来，我在各种场合碰到的一些年龄较大的长辈和领导，对我从事的身体训练工作都饶有兴趣。专业的体能训练或许主要针对职业运动员，而普通大众的健身同样需要专业的建议和指导。激励和鼓励他们参与健身，形成长期健身的习惯，是我在各种场合的一个习惯性建议。其实，我身边很多忘年交都是健身常客和"发烧友"，当我提到要翻译一本关于中老年人如何健身的书时，他们都兴趣盎然，这个领域也成为我翻译国外运动科学图书时的一个重要选题领域。

刚拿到本书英文版的时候，我觉得这本书的练习方法过于简单，看起来主要适合70岁以上的高龄人群，而且有太多行为管理方面的内容，似乎比较西化。但是在翻译的过程中，我的观念发生了根本改变：这本书才是国内绝大部分中老年人所需要的！本书的定位并不只是一本具体操作的练习手册，其主要目的是进行运动行为干预和健身的自我管理，让使用者了解自己所处的阶段，学习基本的健身方法和技能，帮助自己规划运动计划，逐步养成终生健身的良好习惯。即便是拥有良好健身习惯多年的运动达人，参阅本书的理念和内容，也一样会大有收益。

　　这本清晰易懂的书也可以作为一个自我运动管理参考手册，告诉你应该问你的医生什么问题，如何安全锻炼，如何将健身嵌入你繁忙的工作日程当中。如果你有一些特殊身体情况，比如心脏病、关节炎、糖尿病等，也同样可以在本书中找到适合你健康程度和运动水平的方法。行为干预会涉及很多关于心理学方面的内容，例如意识、情绪和自我认知的评定量表。本书提供了大量规范的、国际上流行度非常高的测评量表，比如"做出改变准备情况调查问卷"和"PAR-Q问卷"等，以及超过50个不同的测试量表、列表和学习工具，相比只让你一时热血沸腾的励志书和只谈具体技能方法的工具书来说，这些面面俱到的量表可以以庖丁解牛式的方法帮助你分析并认识自己的处境，一步步迈向成功。

　　这本书的案例故事和文字风格都温情友善、自信而平稳，如同邻家老友一般。本书的前5章内容从自我认识出发，帮助你了解自身在身体锻炼积极性方面的真实状态和阶段，让你全面整理、记录、量化，从而综合评定自己的行为习惯和潜在认识，了解自己的身体状况，评估运动风险，通过对比分析认知自我需求，坚定想法，迈出积极锻炼的第一步；除此之外，还概述了健身对于老龄化人群的种种益处，列出了合理安排健身的时间管理技巧，教你如何逐步设定目标，并为新的健身计划做好准备。第6章到第10章则探讨了具体的锻炼方法和健身计划，介绍了包括有氧训练、力量练习、平衡练习和拉伸练习四个板块的具体练习方法，这正是老龄化人群提升日常生活质量最重要的四个方面，并且谈到了如何和朋友进行健身互助以及制订一个科学的健身方案。第11章则重点探讨了所有人都可能面对的挫败情况以及如何应对。

　　这本书的建议实用且牢靠。三个作者都是世界健身和健康领域内享有最高声誉的专家和重量级人物，沃尔特博士是老年医学专家，莱特博士是库珀研究所的健康促进专家，史蒂芬博士则是健身健康领域的世界知名的流行病专家，曾担任美国运动医学协会（ACSM）的主席。而且三位专家都超过了50岁，他们非常了解中老年人的需求。这本书是一本完全可以向你提供完整的健身信息的宝典。

　　向本书三位作者的伟大成果致以敬意！感谢人民邮电出版社的大力支持，感谢导师清华大学张冰教授不辞辛劳，一起完成翻译校对工作。原书中有一句话"Add years to your life and life to your years"，简译为"让岁月充实生活，也让生活丰富岁月"。愿我们身边的每一位老年朋友都拥有健康活力、快乐舒心的幸福岁月。

　　对于运动来说，何时开始都不晚。翻开这本书，愿每个读者都拥有终生锻炼的习惯！

推荐序

有人说，如果锻炼可以浓缩成一片药剂，那么它一定是西方国家最畅销的药。由于它本身具有众多有益健康的好处，我们肯定愿意每天都吃它。我们都知道，世界上没有这样的药，但是我们非常清楚为什么人们那么需要它。美国退休人员协会的调查显示，超过50%的人都知道锻炼对他们的好处，他们知道锻炼是保持强健体魄最好的办法。但我们也都了解，大部分人只有在遇到困难时才会寻求解决办法。没什么动力，没什么时间，担心安全问题、恶劣天气等，这些都是最常见的影响锻炼的理由。假如锻炼可以浓缩成一片药剂，这些就都不是问题了。

当然，锻炼不会像吃一片药那么简单，但我们还是有办法做点实际的事情，本书就是一本可以给每个人提供综合健身指南的书籍。你可能计划将健身这件事提上日程却还一筹莫展；或者你已经开始锻炼好几年了，但总是"三天打鱼，两天晒网"；也或许你已经开始进行系统的身体训练了，想要避免一些锻炼上的误区……本书都能给你非常全面的实践指导。

本书的作者是在运动科学方面研究达数年之久的专家，其在高效运动锻炼方面有着深厚的理论积淀。本书会详尽说明为什么我们要运用各种器材进行锻炼，以及如何进行锻炼。本书的作者都是50岁以上的中老年人，他们从自己独有的视角向我们呈现出年龄的增长将会给我们锻炼的方式和效果带来怎样的挑战及影响。

本书陈述的口吻很友善，没有任何主观评论的语气，相信你会爱上它。每一章呈现给大家的锻炼方式和建议都能帮助你一直坚持锻炼下去。按照本书提供的方法坚持锻炼，你很快就能体会到更有活力、更健康的好处。说不定你还有机会在孙子的婚礼上献一支舞，参与一些社团活动，尝试一种完全独立的晚年生活。还等什么？现在就赶快阅读本书，让它为你展现锻炼身体的良方吧！

玛格丽特·霍金斯，MS
美国退休人员协会健康促进中心主任

序 言

欢迎阅读本书！我们很高兴你能够选择这本书。我相信你一定也非常想要提高自己的身体素质，也许你已经开始了身体训练，抑或你正在想办法强化现有的锻炼计划。不管是其中的哪一种，我们都有信心和你分享一些令人兴奋的事情。在本书中，我们会帮你做到如下这3件事。

- 搞清楚如何开始锻炼。

- 给你现有的锻炼模式增加多样性和趣味性。

- 在锻炼过程中遇到问题时，能够掌握解决问题的技巧，并且继续坚持下去。

本书主要针对的就是步入中老年的你在健康和身体锻炼上所关心的问题。就算你的体质还可以，但还是要面对50岁以后的常见健康问题，比如关节炎、骨质疏松、高血压，还有心脏病等。一旦有了开始锻炼或者调整自己的健身策略的念头，就可能会遇到以下问题：增加锻炼强度对我的身体健康有影响吗？哪种锻炼方式的效果最好？我要怎么开始呢？我怎么知道锻炼强度够不够呢？如果已经开始锻炼了，你可能还想让健身方案更加有趣，或者想调整健身计划，从而获得更好的效果。

在本书中你会找到所有问题的答案。下面是本书围绕这些有趣、有用的话题提炼的几个要点。

- 50岁以上，70岁甚至90岁的老年人，在锻炼过程中可能的获益或者遭遇的风险。

- 锻炼时应该如何保护自己。

- 多大强度的锻炼才算够，或者是过量了。

- 如何获得动起来的动力。

- 锻炼的最佳时间。

- 是在家里锻炼还是去健身房。

- 设置一个合理的健身目标。

- 无须做刚性锻炼的其他健身方式。

- 步行、水上活动、固定自行车、拉伸训练、力量训练等项目的示范方案。

- 制订一个有针对性的健身计划。

- 适合关节炎、骨质疏松等特殊体质的锻炼。

- 知道什么时候以及怎样增加活动强度。

- 改善平衡能力、防止跌倒的训练项目。

- 通过锻炼缓解压力，改善心情。

- 记录点滴进步。

- 如果健身效果不好，如何回到正确的轨道。

- 健身对减轻体重和控制体重的作用。

- 运动、娱乐、休闲——新的锻炼身体方式。

- 如何成为社区健身活动的领军人物。

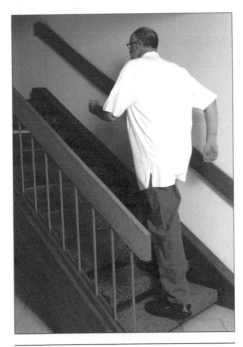

生活中一些细枝末节的改变都能改善你的健康水平，比如走楼梯上楼！

本书由沃尔特·H.艾丁格博士、布伦达·S.莱特博士、史蒂芬·N.布莱尔博士组成的三人团队编写。在1996年这本书首次印刷时，我们几个不是50多岁就是快到50岁了。而现在，我们的年纪也渐渐大了，对于健身锻炼带来的好处更是深信不疑——有职业原因，也有个人原因。我们在健康和医学领域加起来有84年的专业经验，而我们各自参加的健身项目时长加起来也有116年。

阅读不同的章节，你就能分辨出我们不同的说话风格。沃尔特是一名药剂医生兼专门研究老年病学的大学教授，他掌握了中老年人群可能遇到的健康问题的第一手资料，当然，他也非常清楚锻炼给病人带来的好处。史蒂芬是一个流行病学研究学者，他研究过体育锻炼及其他生活习惯对身体健康的影响，除此之外，他还是很多关于锻炼可提高身体素质的研究报告所引用著作的主要作者，他主持编写了1996年美国外科协会发布的关于健身锻炼和健康研究的报告。总之，史蒂芬和沃尔特为本书提供了大量医药科学的理论依据，使之具有足够的权威性。布伦达则在很多大企业、医院、诊所、政府机构、军事机构、退休人员协会的健身项目中担任健康顾问。她帮助成千上万的人养成了良好的健康生活习惯：健康饮食、加强锻炼、管理好情绪、戒烟。在读这本书时，你能感受到她作为一个老师的深厚的文化底蕴。我们写这本书的初衷很简单：我们希望你能积极乐观、独立自主地生活，活得越久越好。当然，我们也希望我们的家人、朋友以及和你一样阅读本书的人都能这样生活。我们对一句古话深信不疑——"让岁月充实生活，也让生活丰富岁月"。

我猜你们当中的一些人阅读这本书时，可能会在过去的锻炼生活里寻找与本书吻合的地方；如果你对过去的锻炼方式有所怀疑，那么现在一切都可以有所改变了。在本书中我们介绍了一种很成功的健身方法，并且在很多跟你的情况差不多的人身上都卓见成效。想健身什么时候都不晚，而我们这本书会给你提供正确的指导。

不管你是刚开始健身还是已经锻炼一些日子了，这本书都会给你一定的帮助。本书所设章节都是为了帮助你提高健身效率，每一章都详解了一些健身思路、技巧，还有为了提高锻炼效果和增加锻炼强度可能需要借助的健身器材。

你能通过这本书获得各种锻炼方法，在这一章看到的技巧可能还会在后面的章节里换一种方式出现。在未来的某段时间里，你可能还会运用到先前的锻炼方法，结合已经掌握的理论知识，从此以后，锻炼效率将会大大得到提高。

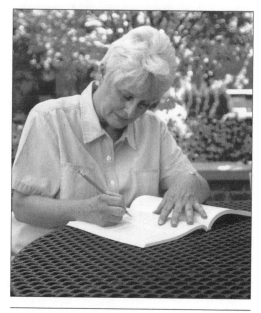

在阅读本书时，可以随手拿一支铅笔，在需要做笔记的地方随意记录。

序 言

本书是一本自学教程。每一章都会介绍一部分常规锻炼内容。我们建议你在阅读时多提问，列清单，或者列出完整的日志。随身备一支钢笔或铅笔，在阅读时随时做标记或记录。根据我们的经验，不管你刚开始锻炼还是已经养成了健身的习惯，只要严格按照本书中的运动项目和建议去做，一定会收获颇丰，大大提高健身效果。

本书中的其他部分也更贴近生活。个人档案部分列举了一些跟你处于同样阶段的中老年人的健身故事。他们的锻炼方式各有差别，健身水平也参差不齐，但他们都想提高自身的锻炼强度，并坚持良好的健身习惯和保持锻炼积极性，你可以从他们的经验中获得一些健身技巧。本书的每一章都会列出一个必须掌握的健身技巧，希望大家都能重点掌握。

感谢你购买此书，我们希望它能够给你带来更快乐和更健康的生活方式。

简 介

我们的方法与你以前在健身方面所做的努力可能会有些不同。大部分健身锻炼项目和养生方式都只针对眼前并希望快速取得成果。他们的方法是建立在"只要人们想要更加健康，就一定会马上付诸行动"这样一个假设基础上的。这种行为导向性的方法吸引了很多人，正是迎合了大家急功近利的心态，成为成千上万的人趋之若鹜的方法。人们幻想通过几周的训练就能像健美教练那样拥有出色的身体。如果有一个减肥项目扬言可以在短短几周内瘦下相当分量的体重，肯定会有很多人挤破脑袋参加的。尽管人们将信将疑，但还是被这种激进的承诺无可救药地吸引着。很可惜，大部分人最终都大失所望，并且不会坚持下去，而且还会问你："这个项目怎么没用啊？是我哪里做错了吗？"

这本书有什么与众不同

我们会帮助你了解一些如何坚持锻炼、提高身体素质的基本原则，通过分析你当前的健身水准，给出正确的健身指导。根据个人喜好和具体情况，为你量身定制健身方案，而你只需要按部就班去做就行。越来越多的成功案例出现，你可以自己衡量一下，哪些对你来说是有用的，而哪些则其实没什么用，然后依此因人而异地制订出一个新的健身方案，重新开始。

我们认为，把健身效果粗暴地分成有效和无效而无中间地带是不对的。在本书中你将了解到，健身锻炼的效果其实是一个模糊的概念。人类是惯性生物，改变一个固有的生活习惯需要思考、规划，在成功改变之前，可能还会有几次反复。只有一小部分人能够决定自己是否要改变，然后立刻付诸行动。我们中的大部分人会发现，逐渐改掉不好的习惯并以健身成功为目标，是养成一个新习惯的更实际、更好的方法。很多人都会三天打鱼、两天晒网，很难坚持下去。就算是一个积极锻炼很长时间的人，也可能会在某一个时间段内怠惰、停滞不前。如果你能按部就班地照着本书提供的方法采取行动，就一定能很好地维持最佳的锻炼水准，尽管不能保证每时每刻都充满激情，至少懈怠的情况会少很多。

两种类型的健身方式

健身的本质就是消耗体力的一种运动。在这个定义下，大概连坐立不安都可以称之为运动了。生活方式健身和结构性健身是两种不同的健身方式，两者都能较为有效地提高你的身体素质。生活方式包括爬楼梯、尽量步行、在家里锻炼等，我们每天都会碰到的事。你甚至可以一整天都在健身锻炼，不需要特意换上运动服、找一个专门锻炼的地方，也不用在做完运动后冲个澡。这样的健身方式是不需要特意腾出时间和进行其他付出的。

而结构性健身则是为了提高身体素质，持续不断地重复某一项运动。它包括步行、游泳、骑行、慢跑、举重、拉伸练习和瑜伽等，人们通常会专门抽出时间来锻炼。

在本书中，你能学到满足日常生活中所需的任何一种健身方式的各种技能，并不是只有进行结构性健身才能实现健身目的。

变化阶段

我们认为，适应生活方式健身通常是循序渐进的。进行多组对比试验后，科学家们得出这样的结论：人们的习惯都是慢慢改变的。这通常是一个循序渐进的过程。而科学家已经发现了这种改变的5个阶段。这样分阶段的重要前提是：人们在能否随时进行改变这个问题上有差异，每一阶段的改变都是从先树立正确的心态开始的。

这5个阶段我们通过表1来呈现，同时还附上一些人们在不同阶段所表现出来的典型特征，看看你或者你的朋友分别属于表格中的哪一阶段。

每个阶段的命名也是大有讲究的，不怎么积极锻炼或者只是有健身打算的阶段，叫作"未考虑阶段"。因为考虑的意思是"产生念头"，而这些人甚至都不想积极锻炼。有些人也许根本不认为自己需要锻炼，虽然真的很难想象这些人竟然不明白锻炼的好处。还有一些人几乎是抗拒开始养成锻炼习惯这件事。下一阶段叫作"考虑阶段"，这一阶段的人们已经开始经常考虑要锻炼，但还没有任何实际的行动。第三阶段是"准备阶段"，这个阶段的人们也许已经有了进行锻炼的准备。他们很愿意制订改变现状的行动计划，只是还没有付诸行动，至少大部分时间他们还只是停留在准备阶段。下一阶段的人们已经做好了随时行动的准备，有的甚至已经开始行动了。他们出门锻炼（骑行、游泳或者跳舞），但是在技巧上有缺陷。这也造成了他们在短时间内看不到效果后，没有足够的信心继续下去，最终选择搁置锻炼计划甚至放弃。如果人们已经把有规律的锻炼变成了一种习惯或是个人价值体系的一部分，那么他们就处于"稳定阶段"了。他们甚至不会想到要停下来，但还是要考虑到坚持锻炼可能遇到的阻碍，如旅行、家庭、工作职责或者一些身体上的小毛病等这些日常生活中的细微变数。跨过这一关的人，就几乎不会再产生消极锻炼的念头了，他们会一辈子风雨无阻地坚持锻炼。

表1   **改变的各个阶段**

阶段	人们在这个阶段的典型说法
未考虑阶段：根本没想过要锻炼，更别说有什么锻炼习惯和计划了	"我很好，不需要更多的锻炼。" "我年纪太大了，动不了了。" "我以前试过，可是无法坚持下去，现在我放弃了。"
考虑阶段：开始考虑要好好锻炼，但是还没有付诸行动	"我知道自己需要锻炼，但是以我现在的年纪，锻炼还是一件很愚蠢的事。" "我不知道从哪里开始。" "我也想锻炼，可是我怕受伤。"
准备阶段：制订了周密的计划，时常也有较高的锻炼积极性，但还没有规律地执行	"我要和我的医生谈谈关于我锻炼的事情。" "我已经咨询过一个健身俱乐部，像我这样的年纪，有一些专门的健身方式。" "我很喜欢时不时地走走。"
行动阶段：已经开始有规律地锻炼了，只是还不满6个月	"当人们注意到我很积极地锻炼时，我觉得好极了。" "积极锻炼，让我的感觉更好了。" "我希望我可以一直这样坚持下去。"
稳定阶段：已经坚持有规律地锻炼6个月以上，也很有信心未来能坚持锻炼下去	"无法想象不锻炼的我会是什么样子。" "如果我不能坚持锻炼，我会觉得很难过的。" "我计划下半辈子都坚持锻炼。"

普罗查斯卡和克莱门特首先研究了戒烟人群的阶段模型，马库斯把这项研究深入应用到健身方案上。（经允许改编自Prochaska, J. O., and DiClemente, C.C.1983; Prochaska, J. O., and B. H. Marcus.1994; Marcus，B. H.，and L. H. Forsyth. 2003.）

你一定很好奇自己现在处于哪个阶段。第1章会有一个简短的问卷调查，能评估你现在所处的健身锻炼阶段，从而帮助你向下一个阶段稳步迈进。你所提供的答案能够告诉你处在5个阶段的哪个阶段。每一阶段的变化都是很重要的，而且所有的变化都是渐进的。同时你还会发现，不见起色或者有缺陷的健身方式也给你提供了一个非常好的发现问题的机会，它能帮助你建立良好的自信心，引导你一步步地坚持下去，从而将健身变成一辈子的习惯。

改变的技巧

如果你想从一个阶段进步到另一个阶段，你还需要结合很多不同的方案和技巧。本书更多地侧重于对技巧的阐述。我们深信技巧和意念同样重要，甚至技巧更重要。我们不是在谈像挥高尔夫杆、打网球这样的运动技巧，我们要谈的是你所知道的、考虑过的、亲身感受过的甚至正在进行的运动技巧。

不同阶段的人要运用不同的运动技巧：初级阶段的锻炼人群（考虑阶段和准备阶段）更多是依赖于运动思维和体会的技巧，而高级阶段的人们可能更多依赖于运动的实践技巧。本书针对不同阶段的健身人群，因人而异地给出了对他们非常重要的健身技巧。

看看表2中列出的技巧。这些精神方面、情绪方面和行为方面的技巧与具体的运动技巧同样重要。我们的意思是：你并不需要专门学习走路技巧或登山技巧。你当然知道怎么步行！但可能还要了解如何选择一双好的步行运动鞋，找一个安全舒适的地方步行；主要是让你更享受步行这项运动，然后找出一天中最适合步行的时间。为了更好地实施计划，你可能还需要别人的帮助。评估现在的健身阶段，搞清楚如何实施计划。学习生活方式管理技巧可以帮助你保持长期的健身习惯。

适合你自己的健身方案

你要以自己的节奏完成计划。有些人花了很长时间从"考虑阶段"向"开始锻炼阶段"过渡，而有些人早已在锻炼阶段进步神速了。要知道，你需要做出改变和你已经开始付诸行动完全是两个不同的概念，否则你很容易被自己蒙蔽。本书的主要目的就是帮助你克服那些可能阻碍坚持锻炼的各种不确定因素。

表2   **提高锻炼效果的技巧**

思想和体会技巧	实践技巧
多学习一些健身知识——了解最新的健身信息	换一个环境——让自己身处对你的锻炼有积极影响的氛围中
制订方案——设定一个切实可行的目标	记录你的点滴进步——随时记录你的健身进度，用一些简单的记录方法对进度进行评估
建立自信心——相信自己可以开始并能够养成习惯，坚持下去	管理好时间——找一个可以有规律锻炼的时间
换个角度思考——反复思考，不断更新你的想法和理念	管理好压力——训练自己的压力调节技能
识别信号——常常反省自身和周围人身上的促进或者阻碍计划实施的因素	建立良好的人际关系——找到能够帮助你养成良好健身习惯的人
正确处理失误——发现自己的运动热情不再时，预测问题和提前做出解决方案。如果你有段时间没有坚持锻炼了，赶紧想办法回到正轨上	自我激励——发现自己的点滴进步，适当地庆祝一下自己的小成就

如果你考虑增加锻炼强度，并且已经开始尝试，那么计划实施起来会很快。如果你在最近的几年中都没有坚持锻炼，可能就要花一些时间弄清楚什么样的方式对你才是最有效的。建议看完本书的前几章，理论联系实际试试看。心急吃不了热豆腐，你需要时间来制订计划，然后处理好周边环境的氛围，使之能够对你的锻炼起到积极的影响。即使你已经开始积极锻炼，但在它成为习惯之前，仍然需要花些时间琢磨各种运动技巧。要有耐心，按照自己的节奏前进，给自己足够的时间打好基础，养成终生锻炼的习惯，将锻炼变成习惯会是一辈子的挑战。

记住，改变习惯是需要时间和耐心的。你可能会进步一些、再后退一些，然后一点一点地进步。在这个过程中出现失误和缺陷是正常的、可预测的，它们在每个阶段都有可能发生。即使是已经锻炼了很长时间的人，也可能会陷入瓶颈期，对现有的锻炼方案感到厌恶。正因如此，我们总是倾向于用环绕上升的螺旋线来刻画人们常规的行为变化，而不是用一条直线。图1就很好地诠释了这一点，进步的过程可能有点像前进两步、后退一步的华尔兹舞步。

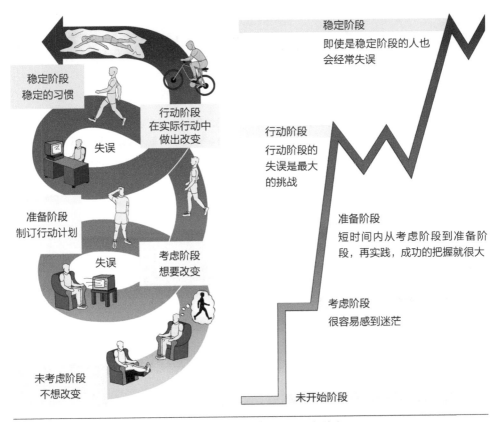

稳定阶段
即使是稳定阶段的人也
会经常失误

行动阶段
行动阶段的
失误是最大
的挑战

准备阶段
短时间内从考虑阶段到准备阶
段，再实践，成功的把握就很大

考虑阶段
很容易感到迷茫

未开始阶段

稳定阶段
稳定的习惯

行动阶段
在实际行动中
做出改变

失误

准备阶段
制订行动计划

失误

考虑阶段
想要改变

未考虑阶段
不想改变

■图1　改变你的习惯时，实现路线看起来很像螺旋形或阶梯状线条

　　庆幸的是，大部分偏离正轨的人都不会在错误的道路上越走越远。过一段时间后，他们会根据以往的经验尝试一些新的锻炼方式，重新进步。控制好发生率、防止一些不该产生的缺陷出现，是适应新习惯的重要方面。这本书将会帮助你控制好失误的发生率，使你很快地回归到有规律的健身锻炼生活中来。你能学会理清那些困扰你的因素，从不同的角度努力避免失误再次发生，而且你将意识到应该在自己获得一些进步时好好犒劳一下自己。你肯定能比开始时做得更好。

成功的保证

　　由于人与人之间的差异性，你的锻炼历程可能和别人完全不同。但有些东西绝对能够保证你马到成功。积极性和毅力是两个关键因素。在本书的各章中，你还能了解到其他一些提高锻炼效果的因素，但现在有几点我们需要深度剖析一下。

缺乏动力是大部分人不能坚持锻炼的常见理由之一。但动力是从哪里来的呢？动力又如何能够让你坚持锻炼下去呢？有一种常见的说法：动力来自外部的人和事。而实际上，你是唯一一个可以给自己动力的人，你能给自己找到坚持下去的动力。

你需要坚持、坚持、再坚持！很多人相信失败是成功之母。你相信在同一个地方一次次跌倒的人能够认识到自己行为模式的局限性吗？如果你一直在同一个问题上打转，那么未来你也很难解决那个问题。但是如果你换一种思维模式，换一种方法，并且努力尝试看看，就可以走出失败的怪圈。有一个最重要的成功因素就是不断地多次尝试用不同的方式解决在过去的锻炼生活中无法克服的问题。每尝试一次新方法，下一次成功的概率就会增加。

在本书后面的章节中，"失败"这个词很少出现。我们更加侧重于从过去的失败中总结经验，更好地解决问题。你会在不断的失误中看到新机会。任何时候改变都是有可能的。不要相信那些老话："你不能教老狗学习新的把戏。"健身在任何时候都不晚，我们见证了很多人从七八十岁开始锻炼，并养成了良好的习惯，你当然也可以！

小　结

本书以及我们提供的健身帮助方法都是独一无二的，表3总结了行动导向法和阶段性健身法的区别。你认同我们的"阶段性健身法有用"这个观点吗？它会是你愿意尝试的一种方法吗？

我们相信，我们总结出来的锻炼方法比你之前试过的所有方法都更高效、更可能成功。很多人都曾从这些方法中获益，如果你尝试按照我们说的去做，你的锻炼将事半功倍，而且你也能轻轻松松养成良好的健身习惯。

如果你经过慎重考虑后决定开始健身，或者想要改变当前的健身方法，那么不要再犹豫了，赶快阅读本书吧！

表3　　　　　　　　　　　行动导向法VS阶段性健身法

行动导向法	阶段性健身法
变化是一件非此即彼的事	改变是一个循序渐进的过程
改变是一个快速修复的过程	改变需要时间和努力
改变很简单	改变的过程很复杂，但是有可能性
人们想好了要不要改变	人们已经经历过了变化的准备阶段
如果你失误了，就必须从头开始	如果失误，你还可以回到正轨，无须回到过去的习惯
如果你在过去失败过，很可能再次失败	如果失误，你可以从经验中吸取教训并再次尝试。下次尝试你就有可能成功

第 1 章

清楚自己所处的阶段

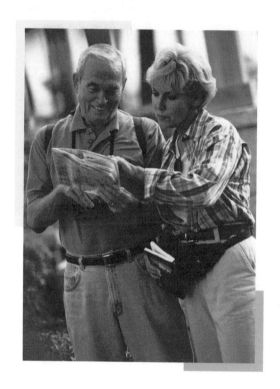

本章内容

☐ 根据你所处的阶段，决定如何增加运动量。

☐ 给中老年人制订一个周密的运动方案。

☐ 考虑健身锻炼可能带来的风险。

☐ 开始运动前，确保身体没有任何问题。

☐ 同你的医生好好商量健身方案。

☐ 想清楚为什么自己需要锻炼。

本书主要是为了帮助你在今后的日子里更好地提高身体素质。这只是一个过程，而不是最终目的。在开始这个过程前，要先搞清楚自己健身计划的起点或所处的阶段。如果不知道自己从哪里开始的，也不知道自己走了多远，就无法准确地丈量自己的进度，自然也不知道什么时候可以小小地犒劳一下自己。

行动计划1.1中的"做出改变准备情况调查问卷"就是一个能够帮你标记起点的方法。你现在有足够的动力吗？过去，你有多少动力和热情，而这种热情又持续了多长时间呢？你准备好在不久的将来提高自己的体能锻炼强度吗？没有正确或者错误的答案。你的答案仅仅作为测试你处于体能锻炼5个阶段中的哪一个，从而因时制宜地调整健身习惯。知道你所处的阶段，能够帮助你将精力集中在健身方式和策略上，更好地坚持下去。我们建议你隔一段时间就回答一次这个问卷，测试你当前所处的健身阶段。

行动计划1.1：做出改变准备情况调查问卷

1. 你是否坚持每周有5天以上、每天至少抽出半小时进行中等强度的体能锻炼？

   否（转至2）

   是（转至7）

2. 你是否坚持每周至少1天、每天抽出半小时以上的时间进行中等强度的体能锻炼？

   否（转至3）

   是（转至6）

3. 你是否准备增加身体练习的强度？

   否（转至4）

   是（转至5）

4. 要是你从来都没考虑过这个问题的话，那么你还处于未开始阶段。

5. 如果你考虑过这个事情，但还没有付诸行动，那么你已经处于考虑阶段了。

6. 如果你现在也在进行健身锻炼，但并不是那么有规律，那么你正处于准备阶段。

7. 在过去的6个月里，你定期进行锻炼吗？

   否（转至8）

   是（转至9）

8. 如果你已经持续锻炼一些日子了，但还没有到半年，那么你已经处于行动阶段。

9. 如果你已经养成了新的锻炼习惯，并且持续了半年以上，那么你已经达到了稳定阶段。

　　* 此处中等强度的锻炼水平和快步走是差不多的，即在 15 ~ 20 分钟内走 1 英里（1 英里约为 1.6 千米，此后不再标注）。这里还有一些其他中等水平锻炼项目的案例：

　　骑行（10 ~ 12 英里/时），跳舞，整理花园和院子，打高尔夫（不用球车），登山，和孩子们做游戏，扫地上的落叶，给地毯除尘，打排球，自己洗车打蜡。

　　经允许改编自 S. Blair, A. Dunn, B. Marcus, R. Carpenter, and P. Jaret, 2001, Active living every day (Champaign, IL: Human Kinetics), 9.

　　知道自己所处的阶段，就能指导你选择对现阶段而言最有效的锻炼方式，帮助你更好地开展体能锻炼，维持现有的锻炼强度。举个例子，如果处于早期——只是偶尔想想锻炼，你可能需要更多行之有效的理论指导。但是如果你已经很积极地在锻炼了，可能更想多一些锻炼的花样，或者在很难坚持下去时更好地料理自己的时间。本书就是为你量身打造的，看一下表1.1的观点，你可以在里面找到本书中你最想要的信息。我们建议你从第1章开始循序渐进地学习，将全书吃透，然后运用到你的锻炼中去。但表1.1点出了全书中你可能最感兴趣的部分。

表1.1　　　　　　　　　　　　如何找到所需的内容

现在所处的健身阶段 （从上面行动计划1.1的 问卷得出的结论）	在本书的哪一部分中查找
未开始阶段	还不是很确定是不是要锻炼，着重看第 1 ~ 3 章
考虑阶段	不知道怎么开始，好好阅读第 1 ~ 4 章
准备阶段	从第 1 章开始，但看到后面，你会觉得第 4 ~ 8 章更有用
行动阶段	从第 1 章开始，第 6 ~ 10 章可帮助你改善自己的健身计划，而第 12 章可更有效地帮助你积极锻炼，尽量避免消极怠工的情况出现。对于刚刚开始锻炼的你，这部分很重要
稳定阶段	想要制订一个面面俱到的计划，看第 6 ~ 10 章 想要保持积极心态、避免消极怠工，看第 11 章 想要推己及人，带动其他人参与健身不妨好好看看第 12 章

　　不管健身锻炼的基础如何，首先要理清想要从锻炼中获得的好处。你可能只是一时兴起，抓起这本书来看，并不确定自己要不要锻炼；也有可能你正处在积极锻炼阶段，想要寻找新的锻炼方式；或者身体有些病痛，并不是很健康，你想要知道随着身体机能越来越老化，你还能不能继续进行日常锻炼。在正常情况下，健身锻炼对你来说都是有益无害的，尤其是50岁以上的中老年人士，它给你带来的好处绝对是显而易见的。

小 贴 士

70 岁以后，30% 的男人和 40% 的女人都不那么积极锻炼了。总体来说，25% 的成年人都不太积极进行锻炼，而这个比率会随着年龄的增长而越来越大。据不完全统计，现在至少有 31% 的儿童都不怎么热衷于锻炼，这是非常值得警示的问题（疾病防御中心 2004 年调查数据）。

为什么全社会对健身锻炼都变得不积极了呢？

在回顾健身锻炼的诸多好处以前，我们先来梳理一下健身锻炼模式这么些年来的历史变迁。在过去的一百年中，工业化国家中人们的健身锻炼水平直线下降。健康锻炼被视为是日常生活之外的事情。工作时间不断增加，闲暇时间越来越少，从而导致许多人形成了不健康的生活方式。

第二次世界大战后，随着经济水平的不断提高，人们的健康水准下降指数越来越大。工作中、生活中，甚至是休闲时间，一些智能设备的普及应用进一步减少了完成某项任务的体能消耗。你可能连自己第一次使用遥控器换台或者在银行或加油站使用汽车运行道进行支付都没有印象了。这些行为已经成为我们大部分人的日常。现如今，人们坐着或仅走几步就能代替原来大部分的步行时间。

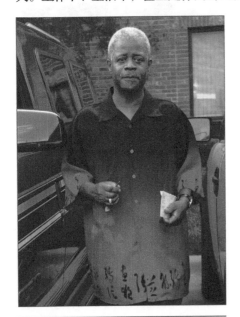

停好车并进入室内，而不是在汽车取餐外卖窗口处取餐。

健身锻炼是如何成为日常生活的重要部分的？表 1.2 给出了一组典型的案例。你只要稍微动动脑筋，就能想到很多日常锻炼的运动项目。示例中的热量值是按照一个体重在 150 ～ 160 磅（1 磅约为 0.45 千克，此后不再标注）的成年人来估算的。经过一个月的运动周期，积极投入锻炼比不积极锻炼消耗的能量要更多。坚持积极锻炼，并且养成良好的饮食习惯，一年的时间体重完全可以减掉20磅，甚至更多。虽然这些方法本身的效果并不是很显著，但总体来说，它们还是大幅增加了许多人的体力活动。下面这些燃烧多余脂肪的健身方法，你会选择哪一种？

表1.2　　　　　你每天是如何进行健身锻炼的

你在想办法避免活动吗？	消耗的热量（千焦耳）	你在想办法消耗多余的热量吗？	消耗的热量（千焦耳）
躺在躺椅上，用遥控器换电视频道	<1（<4.2）	站起来，走过去手动调台（每天5分钟）	3（12.5）
躺着用无线电话接听30多分钟电话	4（16.7）	站着接电话，站着接听3个10分钟的电话	20（83.6）
在车里用遥控开关开车库门	<1（<4.2）	每天亲自开车库门两次	2～3（8.4～12.5）
雇用别人来打扫房间、熨烫衣服	0（0）	一周一次30分钟除尘、30分钟熨烫衣服	152（635.4）
等送比萨的快递员30分钟	15（62.7）	自己花30分钟做饭	25（104.5）
车开到洗车中心，开门出来，付完钱再回车里	18（75.2）	自己洗车，自己打蜡（每月花1小时）	300（1 254）
让宠物狗自己从后门出去遛	2（8.4）	每天花30分钟遛狗	125（522.5）
开40分钟车去上班，到办公室步行5分钟	22（92）	花20分钟走到公交站点，骑车30分钟，步行5分钟到办公楼	60（250.8）
花4分钟时间给同事发例行邮件（每天两封）	2～3（8.4～12.5）	花1分钟时间走到同事身边，每天2次站着沟通3分钟以上	6（25）
乘电梯	<1（<4.2）	一天爬3次楼梯	15（62.7）
网购1小时	30（125.4）	每个月给自己1小时的逛商场或逛购物中心的时间（240卡路里）；散步1小时（145卡路里）	145～240（606～1 003）
每周3次开车兜风30分钟以上	15（62.7）	把车停在饭店、银行、干洗店或便利店的门口，每周进去3次，总计时间30分钟	70（292.6）

改编自 Dallas Morning News, August 30.

健身锻炼对身体的好处

关于日常锻炼对身体健康的好处，古代中国、古希腊的医生和哲学家都有过相关记载。但直到今天，我们仍然不是很清楚日常锻炼对保持身体健康有什么特别重要的作用。而这项科学研究的正式立项最早也只能追溯到20世纪50年代。在过去的50年中，科学文献上的许多科研论文，为健身锻炼给身体健康和各项机能带来的好处提供了很多佐证。表1.3罗列了健身锻炼带来的诸多好处。现在，这些好处哪些对你更有用？随着年龄越来越大，哪一项好处更重要？人们常说，如果可以把健身锻炼的好处全都装到一个胶囊里，那一定是一款畅销药。

表1.3 **有规律的健身锻炼对身体健康的益处**

增强锻炼能改善生活状态	增强锻炼能够降低患病风险
长寿	心脏病发病概率
身体更柔韧	中风概率
身体动能好，可以独立生活	2型糖尿病诱发风险
骨骼更强韧	某些癌症的患病率
更容易入睡	骨折概率
控制体重	抑郁症患病率
身体精神状态更好	肥胖症患病率
	失忆和老年痴呆的风险
	患胆囊炎患病率

小 贴 士

50岁以上的中老年人深知健身锻炼的益处。下面是美国退休人员协会问卷调查反馈的几项益处。

改善整体身体素质	83%
更有力量	69%
预防疾病	67%
缓解压力	60%
控制体重	60%
气色更好	48%
扩展社交	34%

所以，你现在清楚了它能给你带来的好处吧？锻炼是提高身体素质的非常重要的方法之一，但这说起来好像很宽泛、很笼统，你可能对详细的健身指导和方向更感兴趣。那我们就来看一下有规律健身的具体好处。

- **延长寿命。**如果你健康、向上，会比那些身体不好或者负面情绪多的人更长寿，你只需达到人类平均健身水准就能获得一项健康的好处（图1.1）。每天3次10分钟以上的步行，保持每周至少5天，足够让你达到中等健康水平。

- **减少2型糖尿病发病率。**2型糖尿病是引发心脏病和中风的很重要的诱因，还会导致其他严重的并发症，最常见的就是失明和肾衰竭。长期有规律的锻炼、控制好体重的人，基本上不会得2型糖尿病。如果你不幸是2型糖尿病患者，那么适当的体能锻炼能够帮你很好地控制血糖指数，延长寿命。

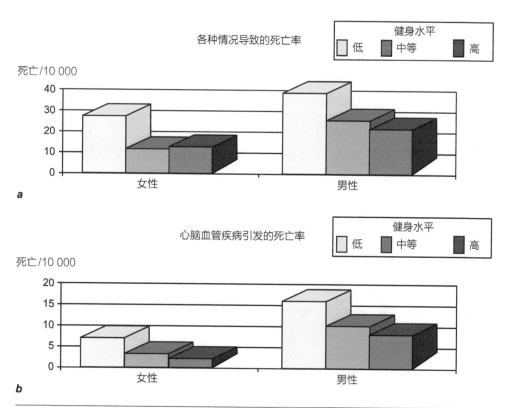

■ 图1.1 心脑血管疾病引发的死亡，以及其他各种致死疾病的死亡率和身体健身水平比对表（Blair et al.，1996）。这项研究跟踪调查了7 080名女性和25 341名男性长达8年时间。（a）各种情况导致的死亡率——健身水平低、中、高人群柱状图。（b）心脑血管病引发的死亡率——健身水平低、中、高人群柱状图

- **减少某些癌症的发病率。**缺少锻炼已经被证实是目前一些癌症发病的最主要原因。有确凿的证据表明，缺乏锻炼会引发结肠癌；同时，类似乳腺癌、肺癌、前列腺癌这些常见且致命的疾病多多少少也与缺乏锻炼有关。科学家们在长期对战癌症的过程中，也意识到了通过积极锻炼对抗癌症的重要作用。

- **保持骨骼强韧。**不管是男人还是女人，积极锻炼都可以让他们的骨骼更强韧，即使以前他们没怎么锻炼过。任何负重活动，例如散步、举杠铃、整理花园，都是有用的，这种锻炼的好处远不止是强韧骨骼。举个例子，如果你积极锻炼，你的协调和平衡能力都会有所提高，而且摔倒的概率也会大大降低（摔倒是髋骨骨折的主要原因）。如果你肌肉比较发达，就不那么容易摔倒；就算是不小心摔倒了，也不会伤到骨头，更别说骨折了。

- **维持正常的身体功能，生活更独立。**很多老年人身体差，就是因为几十年不运动。长期不锻炼不仅使肌肉水平下降，还可能引起因体内供氧不足导致的眩晕、气血不足等症状。如果你不能保证每一天的有氧运动和肌肉锻炼达标，身体机能就有可能衰退，甚至影响日常生活，像洗澡、做饭、开门这些小事可能都做不了。好好看看行动计划1.2梳理出的日常生活运动列表，想清楚现在及将来自己最想要的是什么。

- **缓解关节疼痛和硬化。**如果你有关节炎，应尽量多进行一些中等强度的运动，它能够帮你维持健康，缓解关节疼痛和硬化。

行动计划1.2：日常运动项——将来你都希望自己能做点什么

想象一下，当你年老时，你自己都能做点什么？

_____ 中等强度运动，休闲骑行、垂钓、交际舞

_____ 高强度运动，慢跑、越野滑雪、网球、团队运动

_____ 轻度家务活，熨烫、做饭、室内粉刷

_____ 中度家务活，简单的木工、洒扫、耙土

_____ 高强度家务活，花园挖土、割草、铲雪

_____ 中度个人护理活动，洗澡、上厕所、穿衣服、睡觉、起床、坐下、泡澡等

_____ 精准度要求很高的活动，写字、转钥匙开门、扣纽扣

看看下面列出的必须加强锻炼的理由，如果你有关节炎就更应该好好看看。

行动更灵活。

肌肉更强健、骨质更坚固。

缓解疼痛。

减少药物的使用量。

控制体重。

更强健的心脏，更持久的耐力。

睡眠更好；。

提高健康意识。

■ **改善心情和记忆力。** 好几项运动都表明，原本不怎么锻炼的人开始积极锻炼之后，其总体幸福感都提高了，运动帮他们缓解了压力和焦虑，还能减轻抑郁症状。所以，很多心理学家和精神病学家都将运动作为临床缓解焦虑和抑郁的一个有效方法。我们目前还不是很确定运动在缓解失忆症状和其他脑部功能衰退上是否有明确的效果，但是最近的一项研究表明，在 65 岁以上的人群中，积极锻炼的人患海尔默兹症的概率比不经常锻炼的同龄人要低 31%（Lindsay et al.，2002）。

流言终结者

流言： 涉及关节的锻炼，比如膝盖和髋骨，会增加对软骨和骨骼的伤害。

真相： 如果你有关节炎，那么躺着不动对你来说可就糟透了，锻炼对于关节炎患者而言反而是最好的护理。健身活动能够使关节更灵活，锻炼关节周围的软组织，缓解硬化，活动起来更方便。同时，增加锻炼强度能够改善整体的健康水平，降压，降低胆固醇，减少 2 型糖尿病发病率。有规律的健身活动，比如散步、游泳，都能给关节炎患者带来很多强健体格的好处。如果你有关节炎，咨询一下你的医生能否增加运动强度。

■ **帮助控制体重。** 你有没有发现，随着年龄的增长，控制体重变得越来越难？保持健康的体形一直是一个问题。你应该也注意到了，我们这个时代无论是成年人还是小孩，肥胖人群的比例比从前大多了。肥胖人群的血压一般都比较高，容易患心脏病、中风、2 型糖尿病，甚至一些癌症。对于膝关节炎患者来说，肥胖更是一个大问题。肥胖还和情感问题、社会问题有很直接的关联！没有人希望自己是一个大胖子。下面是一些关于体能运动有效控制体重的内部资料。

- **适量降低体重**：锻炼在减肥过程中的作用是比较有限的。锻炼确实有好处，但是并不能够使脂肪大幅度减少，可这也不意味着健身活动不能作为你的减肥计划之一。只不过，想快速减肥，不要把太多希望寄托在运动上。

- **减肥后，还要保持健康**：什么样的人经过长期的减肥斗争后能顺利瘦下来？成功减下很多脂肪，并且多年内都没有反弹的都是长期积极锻炼的朋友，他们每天至少坚持运动60 ~ 80分钟。如果你想成功减肥，并且余生都能很好地控制体重，那么提高运动的积极性、长期坚持真的很重要。

- **别让自己变得更胖是首先需要解决的问题**：比起那些长期锻炼的人，不经常运动的人就更难控制体重了。根据一项调查，如果你已经从不锻炼开始积极锻炼了，那么在接下来的5年内，增重20磅的风险率能降低60%。所以，如果不想变成一个过肥患者，就赶紧积极减肥吧！迈开脚步，积极锻炼，绝对是一个好办法。

- **不管你的体重是多少，都能感受到健身的好处**：有规律地进行健身锻炼，中等强度到高强度的有氧运动，对各种体重、各种身形的人都有好处。换句话说，坚持健身不一定能让你拥有魔鬼身材，却能改善你的健康状况。专注于积极锻炼和保持健康，就像图1.2显示的，即使体重超标，健身锻炼和有氧运动也能够让你更健康、更长寿。

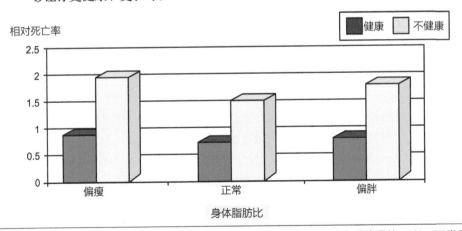

■ **图1.2** 偏瘦、健康、偏胖以及相对死亡率。男性的健康标准是脂肪小于体重的17%，正常男性身体的脂肪比在17% ~ 24.9%，过胖者的脂肪占比超过24.9%。跑步机上的测试结果区分了健康和不健康的男人，表现最差的20%为不健康，其余可判定为健康。在这个统计中，偏瘦人群和标准体重人群一样，都属于健康人群，死亡指数都小于1%。其他人群的死亡率则会成倍增加，也就是说，如果这个群体的死亡率是2%，那么它就是健康人群的两倍

健身锻炼的风险

你可能常听说，有的人正在健身房跑步机上跑步，突然毫无征兆地晕倒了；有的人刚下定决心好好锻炼身体，就把脚踝扭了。这些偶然性事件中，有你比较关心的信息吗？

对于正常人来说，大多数健身锻炼项目都没有什么风险，反倒是对不愿意锻炼的人来说，风险率是100%。下面两种小概率事件，很有可能与体育锻炼有关。

- 锻炼过程中，心脏病突发甚至猝死的风险。
- 骨骼、关节、韧带、肌肉受伤的风险。

心脏病突发或猝死

健身运动导致的死亡率是非常低的，但如果有人在休闲活动或者健身运动过程中心脏病突发，那么很快就会家喻户晓，毕竟人们好生恶死，这种消息的传播速度比"某人看着电视或坐在桌前突然死了"这样的消息快多了。最近有一项研究，专门评估了一个连锁健身中心的健身人群的死亡率。两年之间，在2 900 000人中只有71个死亡病例（其中61个男性，10个女性）。这意味着，每约41 000人当中只有一个死亡病例。显然，锻炼致死的风险还是非常低的。

当然，在运动过程中受点小伤、胸肌感到胀得慌，都是正常现象。尤其是下颚、肩膀和胳膊，特别容易产生酸痛感或紧张感。表1.4总结了锻炼过程中常见的、不常见的各种可能发生的症状。

如果你在锻炼过程中出现了一些不常见的反应，尤其是那种停下来之后就消失的感觉，要赶紧向医生反映。如果这种情况非常明显且一直存在，那就必须叫紧急救援了。很多人都觉得这是消化不良导致的，因此忽略了它。症状也可能是更不易被察觉的，但也要防患于未然，要是那种细微的感觉是冠心病导致的，它可能会阻碍血液流回心脏，从而引发心脏病。如果真的遇到了这种情况，一定要在第一时间进行救援或控制。越早就医，对心脏的伤害或产生其他可能的并发症的概率就越小。

表1.4 　　　　　　　　　　　　　健身锻炼中可能产生的症状

常规症状	非常规症状
脉搏更快	胸闷（心绞痛）
心跳加快	胸痛，胳膊、脖子、下巴感到痛
深呼吸	心律不齐
呼吸急促	极度呼吸困难
出汗	头晕目眩
	恶心反胃
	极度困乏
	麻木

流言终结者

流言：锻炼可能会导致心脏病或猝死。

真相：尽管平时积极锻炼的人发生这种情况的概率可能会比不爱锻炼的人高，但是总体而言，长期锻炼的人无论是心脏病患病率还是猝死概率都要比不锻炼的人低得多。在高强度的锻炼过程中，热爱锻炼的人确实比那些"心如止水"坐着不动的人突发心脏病或猝死的概率大，然而隐藏在表象背后的真相是：不积极锻炼的人罹患心脏病或猝死的概率要比积极锻炼的人至少高出50%。

最新研究成果，可供参考

问题：健身锻炼对于一个正在进行心脏康复计划的人来说风险有多大？

回答：并没有多大风险，在参与167项康复计划的51 303名患者中，心脏病突发导致猝死的仅有3例（Franklin, B. A., K. Bonzheim, S. Gordon, et al. 1998）。

这项研究能给你带来点什么：你大可放心，本书所推荐的运动强度对任何人来说都是安全无风险的，就连心脏病患者也没问题。

轻微疼痛

肌肉"蛰伏"很长时间后，刚一锻炼，出现酸痛或僵硬的感觉都是正常的，不过这都只是暂时的，因为肌肉还没习惯这种强度的锻炼，所以会有点反应，过了热身期身体就适应了。改变现有的运动强度，无论是从零开始还是在已有基础上增加强度，肌肉都会有点反应，但是这种疼痛感只是暂时的，等你适应了新的强度就没什么感觉了。

锻炼过程中，你的肌肉、肌腱、韧带都能有可能被拉伤，这种肌肉过劳所导致的损伤多半是因为长时间的锻炼，也有可能是还没怎么热身就突然拉伸肌肉或关节引起的。在高强度的锻炼中，通常会增加这种受伤的概率。如果你觉得自己拉伤严重，好好看看本书的第11章，肯定能从里面找到想要的信息。

扭伤、骨折、韧带撕裂和肌肉拉伤是健身过程中最严重的伤了，通常最容易扭伤的是脚踝、膝盖和肩膀。严重的扭伤或韧带撕裂，都是运动过程中关节用力过度、扭转幅度过大受的伤。骨折基本上都是从高的地方摔下来导致的，一般运动很少会骨折，大多数骨折案例多半都与溜冰、滑雪脱不了干系。日常的健身锻炼导致的应力骨折（骨头突然断裂）相当少见，只有在反复重击脆骨区，比如脚部、小腿、髋部时，才可能出现应力骨折，其主要症状是持续疼痛。这种类型的骨折一般的X光还照不出来，只有通过核磁共振和骨扫描才能查出来。

尽管随着年龄的增长，肌肉、关节、骨头受伤的概率逐年增加，但你还是有好几种办法保护它们免受伤害。举个例子，如果你都没怎么做热身，那就千万不要立刻开始3千米的长跑；你需要先做点热身运动，给自己的身体一个缓冲的时间，让它慢慢适应长跑的锻炼强度。请记住，健身这件事还得从长计议，千万不可急功近利。刚开始锻炼时，不要太急于求成，要循序渐进，慢慢来。你也可以适当通过借助一些运动器材减少受伤的可能性。在后面的章节中，我们会帮助你制订更安全有效的健身计划，而且本书介绍的所有健身方法使人受伤的概率都极低。

要不要去看医生？

如果你身体素质很好，也制订了一个循序渐进的适度锻炼计划，比如散步，那么你就不需要去看医生。花几分钟时间做一下行动计划1.3——身体活动筛查问卷（PAR-Q问卷），这项问卷是由加拿大公共健康和运动专家研究开发的，它能够帮你搞清楚在增加运动强度前是否需要去做一个全面的医疗体检，而这项问卷也成了大小健身中心了解客户和会员身体素质水平的几种流行摸底工具之一。

行动计划1.3：身体活动筛查问卷（PAR-Q问卷，2002年修订）

PAR-Q
（一份适用于15至69岁人士的问卷）

有规律的锻炼活动其实很有趣，而且很健康，越来越多的人开始加入日常锻炼计划。对于大多数人而言，积极锻炼是有百利而无一害的，但是有些人在开始锻炼日程前，还是需要去问问医生的意见。如果你有增加锻炼强度的想法，先做做下面这7个问卷题目。如果你的年纪在15～69岁之间，那么这问卷能够帮你搞清楚自己在开始锻炼前是否需要去征求医生的意见。如果你是69岁及以上的年纪，又长时间没有锻炼过，那么在开始前你一定要去找医生问问看。

根据你的答案，在题目左侧的方框里填写"是"或者"否"。

是	否	
❑	❑	1. 你的医生有没有说过你的心脏有点问题，需要在医生的建议下开展锻炼活动？
❑	❑	2. 运动时会感觉到心绞痛吗？
❑	❑	3. 在过去的几个月里，没有锻炼时你有心脏疼痛的经历吗？
❑	❑	4. 你是否曾经因为眩晕而失去平衡，甚至失去意识？
❑	❑	5. 你的骨头或者关节有什么问题吗（比如背部、膝盖、髋部）？而这些伤在以后的锻炼过程中是否会变得更严重？
❑	❑	6. 为了控制血压、保护好心脏，医生现阶段给你开药了吗？（水疗枕也算）
❑	❑	7. 你还有其他不能锻炼的原因吗？

如果你的答案中

有一个及以上为"是"

在开始锻炼或者对自己的身体素质有个评价前，先给你的医生打电话或者直接去见他一面，告诉他问卷里的哪一项你填的是"是"。
- 只要你慢慢来、循序渐进，你就能进行所有你想做的锻炼项目.即使是那些对你没什么伤害的运动，你也得稍作克制。对你的医生说说你想要做的锻炼活动，然后听听他的意见。
- 选择那些对你安全有效的团体活动。

所有的回答都是"否"

如果你回答每一个问题都是诚实的，并且答案都是"否"，那么下面这几件事就确定能做。
- 开始慢慢增加锻炼强度，循序渐进。这是最安全也是最简单的方法。
- 进行身体素质评估——它能很准确地评估出你目前的健身基础，从而因人而异地开展健身计划；同时强烈建议你再量一下血压，如果指数超过144/94，还是去跟你的医生聊一下，看看医生怎么说。

先不着急开始锻炼。
- 如果你现在身体状况不是很好，生病了，比如感冒、发烧这样的小毛病，那就等病好了再说。
- 如果你怀孕了，那么在增加运动强度前，要咨询一下医生的意见。

请注意： 如果你的身体状况有所改善，以前回答"是"的问题现在可以说"否"了，那就把这个情况对健身中心说一下，让他们看看你是否可以改变锻炼方案。

已获得这份问卷使用权的通知：加拿大运动生理协会、加拿大卫生局及其他代理人不需要对健身人员负责；如果对这个问卷有所怀疑，做运动前先去和你的医生会谈。

还不能改变现状。如果你需要重填整张表，那就再去复印一张。

注意：如果这张表要给一个还没有参加过任何运动项目的人，这部分只能用于法律或管理目的。
"我已经通读，并完全理解且完成问卷，保证每一个答案都是实实在在从心而来的。"

姓名 _____

签名 _____ 日期 _____

朋友签名 _____ 见证人 _____

或监护人

注意：这份问卷至少在完成后一年内结果都是有效的。如果你的健康状况有所改变，7个问题的任何一个答案由"否"变成了"是"，则结果无效。

 加拿大运动生理学会　　　　支持方 ✚✚ 加拿大卫生部

Physical Activity Readiness Questionnaire (PAR-Q) © 2002.
Reprinted with permission of the Canadian Society for Exercise Physiology, Inc.

如果对问卷中的所有问题你的回答都是"否"，那么可以先一点一点地增加运动量，循序渐进地开展你的健身计划。未来的某一天，如果你的回答有所改变，可以去见你的医生，跟他商量一下要不要增加运动量。

如果对问卷中的任一问题你的回答为"是"，那么在开始锻炼或者改变现状、增加锻炼强度前，先去咨询一下你的医生的意见。

你可能对适度锻炼计划更感兴趣——和散步有同样效果的健身活动。如果你已经非常积极地进行锻炼了，可能还想试试更剧烈的运动。剧烈运动通常会让你呼吸困难、汗流浃背，慢跑就是一种典型的剧烈运动。

- 如果你是一个45岁以上的男人或55岁以上的女人。

- 有以下两种症状：有家族遗传性心脏病、有烟瘾、有"三高"，或者超过正常体重30磅以上，现在根本就不怎么想锻炼；或者你有心脑血管类疾病、糖尿病、肺病、哮喘、甲状腺疾病、肾病。

- 那么在进行剧烈运动前，还是先和你的医生商量一下吧。

需要医生回答的问题

确定自己的身体素质有所改善后，才能考虑和医生谈谈健身计划的事情。另一个主动去和医生谈的理由就是随着年龄越来越大，锻炼对身体健康有着莫大的好处。做预防性检查的时候，记得去拜访一下医生，把本书中一些关于健身的说法给医生看一下。行动计划1.4罗列出一些拜访医生时需要咨询的问题，请在表中填上你自己的问题，下次拜访医生时带上它。登门拜访时，必须做好万全准备，带上你所有的药，包括补剂片。

行动计划1.4：关于健身锻炼，咨询医生的问题集锦

用表中列出的问题去和你的医生沟通，在表中空白的地方填上你自己的问题。去见医生时，带上这张表。

问题	回答及备注
增加运动量对我来说有风险吗	
我是不是不能做任何运动	
我怎么判断自己是否运动过量呢	
锻炼过程中，哪些症状表明可能有危险	
增加运动量前，我需要做些什么测试吗	
如果我要增加运动量，是不是药量也要加大	

本书的第3章有更多关于50岁以上人群可能患病的相关信息，你也能从中学到如何使自己更快适应运动计划，尽早达到预期健身效果。

关于健身运动你自己的一些想法和感受

迄今为止，本章已经帮你理清自己所处的健身阶段并对现有的健身习惯做出一些调整和改变，知道了健身对于中老年人的身体健康有着特殊的好处，也了解到它的利大于弊。现在你想清楚是否增加运动量了吗？想要增加运动量时，你的想法是什么？

很少有人能将现状一直维持下去，大部分人都徘徊在做出改变的边缘，所谓"逆水行舟，不进则退"，坚持锻炼，离你的目标就更近一步；三天打鱼两天晒网，很快就会回到原点。

用行动计划1.5评估锻炼过程中的积极因素和消极因素，然后趋利避害，让你离目标更近一步。在本书后面的几章中，你将会用到这些信息，由此增加促进锻炼的积极因素，减少消极因素对锻炼进度的影响。

行动计划1.5：健身锻炼中的积极与消极因素

标记出与你的情况比较相符的因素。如果还有其他个人的影响因素，也可以添加到表中。

不积极锻炼的好处	积极锻炼的坏处
___ 不需要改变任何习惯	___ 我会受伤
___ 我那些不积极锻炼的朋友不用担心任何事情	___ 我会错过喜欢的电视剧
___ 我不用做任何努力	___ 我还需要下定决心，但我不喜欢那样
___ 没有失败的风险	___ 我会没时间陪家人和朋友

不积极锻炼的坏处	积极锻炼的好处
___ 我的身体会越来越差	___ 我可以交到新的朋友
___ 我的承受能力会下降	___ 我会更自信
___ 我的身体机能会逐渐减弱	___ 我看上去体格更健壮
___ 以后说不定连独立生活都有问题	___ 更有精力做自己喜欢的事

小 结

在本章的一开始，你完成了行动计划1.1。在后面的章节中，我们会提醒你不断检查自己的锻炼进度，而且还会强调锻炼对中老年人群身体健康的各种好处。你现在知道长期有规律的锻炼能给身体和健康带来什么好处了吧？积极锻炼能让你更长寿，不会患上50岁以后的很多常见病。它能改善你的生活质量，让你保持独立生活的能力，而且活得更长久。对于我们大多数人来说，没什么比这些长久性的益处更好了。

我们希望通过阅读这一章，你能向积极锻炼迈出重要的一步！祝贺你！你已经开始自己的健身之路了。

本章重点

以下这些方法能够帮你将自己在本章中学到的理论知识完美地运用到生活中。在接下来的几天或几周里，花点时间将我们的建议付诸行动。

- ☐ 完成本章的问卷调查，看看你目前处于健身锻炼的哪个阶段，需要改变哪些运动习惯。
- ☐ 想想锻炼给你带来的好处。
- ☐ 做完身体活动筛查问卷，有必要的话，去和你的主治医师好好商量一下。
- ☐ 仔细想想你怎么看待"改变"这件事，是喜欢改变还是抗拒改变？影响你积极锻炼的积极因素和消极因素分别是什么？如果你觉得自己在行动上还没有准备好，建议先将精力集中在从思想上变得更积极一些。经过慎重考虑后，打好思想基础，就迈出了积极锻炼的第一步。

第 **2** 章

什么最重要

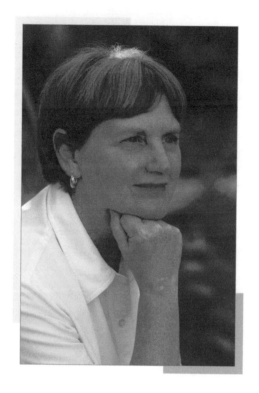

本 章 内 容

❑ 回想一下那些曾经被你改掉的生活习惯。

❑ 了解思想对感觉和行为的影响力。

❑ 知道并能很好地面对阻碍你积极锻炼的不利因素。

❑ 衡量积极锻炼的利弊，二者哪一个对你来说更重要。

基本上所有的人都清楚锻炼对他们的好处，但有些人认为，只有生命中发生一些不可思议的大事时才能促使他们改变固有的生活习惯。看看盖里、凯西和玛丽的案例。

个人档案

盖里，50岁

在一家大公司工作20多年以后，盖里满腔热情地开始筹备创业。他的创业计划需要外部投资。一家银行很看好他的创业理念，决定在资金上给予一定的支持，但银行需要他提供一份人寿保险单作为贷款的部分担保。当盖里开始不遗余力地办理自己的人寿保险时，他惊讶地发现，自己的胆固醇指数已逼近超标临界点，而且体重还有点超重。医生建议他进行适度的体育锻炼来降低生病的风险，同时也能缓解一下他创业的压力。

凯西，56岁

在单身15年后，凯西终于遇到了心仪的男人，而且他们决定明年夏天举办一个小型婚礼。她的未婚夫是一个狂热的户外运动爱好者，喜欢打高尔夫、钓鱼、航行、爬山、山地骑行，以及去一些比较有异国情调的地方旅游，他正在筹备一个有趣、刺激且极度浪漫的蜜月旅行。因为还有6个月的时间，凯西也愿意在这期间好好锻炼，让自己更有精力和耐力，同时也能稍微减点体重。加强锻炼肯定能让她看上去更有魅力、更有吸引力。

玛丽，68岁

玛丽的妹妹简妮特比她小3岁，中风后留下了偏瘫的后遗症，已经做了几个月的理疗了。玛丽的血压常常高过高血压红线，但她以前一直没当回事。现在她觉得，要是简妮特中了风，她肯定也会中风，毕竟姐妹俩的基因都差不多，她要在糟糕的情况来临前做出点改变。

健身锻炼能够帮助所有运动的人提高健康水平，改善生活质量。生活中的任何一种改变都可能具有两面性——积极的或是消极的，都能引起你的注意，并且能够强有力地刺激你的想法，从而增加健身强度。这样，健康和生活方式渗透这两点应该比日常生活中的任何一项内容都要重要，你自然就开始认真看待健身锻炼带来的好处了。

让过去指导现在

你以前应该也花了不少工夫想要改变自己的生活习惯。有些习惯成功地改变了，而有些却没有。为了让牙齿更健康，你可能每天都坚持使用牙线；了解到吸烟对身体的危害不容小觑时，也许几年前你就戒烟了；也许你早就开始每年都注射流感疫苗。你在买东西前，习惯仔细阅读食品包装上的成分表，看哪些可以帮你有效地控制血压、胆固醇、血糖和血液中钠的含量。不论怎样，你都应该能区分那些可以融进日常生活的活动，过去做过的改变就算再怎么微不足道，日后当你想要提高锻炼强度时，它也能多给你一些信心。

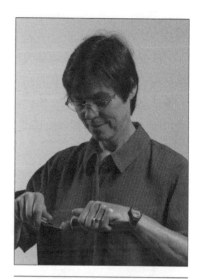

健身应该成为像洗脸刷牙一样寻常的生活习惯。

过去的成功经验

花点时间想想你过去是如何成功改变生活习惯的，完成行动计划2.1，也许能将过去的经验借鉴到以后的改变中。

行动计划2.1：分析过去成功改变的经验

	范例	过去的成功经验
你改变了什么	我决心戒烟	
为什么想要改变	我有点担心自己会得心脏病，同时我也想给孩子树立一个好榜样	
你是怎么改变的？帮助你成功改变的因素是什么	我加入了一个戒烟群组计划，采用尼古丁替代法戒烟，并且没有再和任何抽烟的人接触	
在你成功改变前，你尝试了多少次	10年间我先后试了4～5次，才成功戒烟	
在那些失败中，你总结出了哪些经验	我发现我对尼古丁的依赖比我想象的要严重	
是什么让你新的生活习惯能一直坚持下去	我觉得自己无论身心都比从前好多了，呼吸顺畅了许多，也不像以前那样咳嗽了。我觉得，我烟都戒了，以后没有什么做不成的事	

失败的尝试

前进的路上没有成功和失败，那些失败过很多次的尝试，与成功做出的改变一样都是成长的宝贵经验。有时候，总结失败的教训更能对症下药，更容易进步。尽管努力尝试之后还是失败了，但你可以从中总结经验，每做一次尝试都会有新的领悟。完成行动计划2.2，回顾过去那些失败的尝试，从中总结经验、吸取教训。

行动计划2.2：分析过去改变失败的经验教训

	范例	过去失败的教训
你改变了什么	我想让我的肌肉更强壮	
为什么想要改变	我想看上去更健康、更清爽	
你不改变的原因是什么	我不想去健身中心用健身器材锻炼，因为我有点害怕健身教练	
那些你自己或他人造成的阻碍因素是什么	健美花的时间和需要投入的精力比我想象的要多	
为了改变，你都借助了哪些工具	我请一个私人教练来帮我开个头，可课程结束后，我自己没有坚持下来	
你尝试过的改变，有坚持过一段时间吗	我曾经成功坚持了3个月	
为什么不继续改变	我一点也不喜欢，而且老是看不到效果	
将来你想做哪些新的尝试	我必须整理出一套详细的健身方案，这样我自己在家里也能坚持锻炼	

尝试分析过去的健身经验，不管是成功的还是失败的，都能帮你更进一步。在上面的例子里，戒烟组织帮助那个人成功戒掉了烟瘾，这没有什么好奇怪的，有一群人和你一起坚持，心理上能够感觉到一种强大的外部支持。对于个人锻炼而言，有一个健身伙伴或者监督者的陪伴，能够帮助他坚持得更久；等他终于看到效果了，就有更大的信心继续坚持下去了。在后面的章节中，你还会学到很多从别人那里获得支持的策略和方法。

改变你的想法

大部分人都坚信重大的人生变故可以让他们瞬间开悟，自然而然就会改变想法和做法。好好看看示例1，和你一块跑步的朋友冬天要去别的地方运动（A点），因为伙伴不在，你没有再坚持跑步计划（C点）。

但是在A和C之间，还有一个B，那就是你的想法。你的想法也就是你和自己的对话，你在B点所产生的想法可能是理性的，也有可能是不理性的。我们大部分人都会有一些不理性的想法，行动计划2.3列出了一些常见的不理性想法，里面哪些内容说中了你的想法？

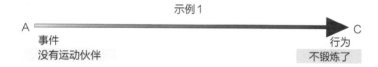

分析一下示例2，跟你一起跑步的同伴要离开这个城市几个月，你会觉得自己一个人跑步不太安全（B）。你感觉没有什么动力，潜意识里开始打退堂鼓，准备放弃跑步（C）。

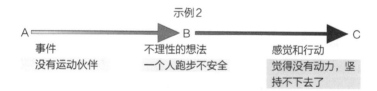

不理性的想法一般都不大合逻辑、站不住脚，会让你离目标越来越远。反之，理性的想法大家都能理解，而且你能脚踏实地去实现这些想法。理性的想法并非泾渭分明，不能对一切消极念头都盲目抗拒，或者简单地代之以积极的念头。事实上消极的想法可能更具体，而积极的想法就比较抽象。理性的想法就是要确定自己是在理性的状况下思考的，然后将这种想法付诸实践。如果想法不理性，那就换个理性的想法再付诸行动吧。

你可以改变自己的想法。改变想法真的很重要，这至少证明你还是个有主见的人。你可以慢慢地成为自己的健身教练和顾问。

分析一下示例3，在B点问一下自己："这是对现状所做的理性评估吗？"虽然一个人走在某些较偏僻的地方确实不大安全，但是你的朋友离开这座城市并不是你怠惰的理由。在B点，把你那些乱七八糟的想法换成理性的，你可以这样暗示自己："我可以换个地方继续锻炼。"或者，"我还可以找其他人一起散步啊。"在B点改变想法，将直接改变你在C点的感受和行为。

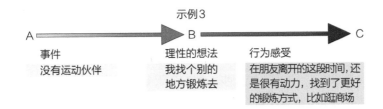

行动计划2.3：常见的不理性的想法

每个人都会时不时地产生不理性的想法。下面列出一些常见的不理性想法，看看你有没有中标。虽然这些都是在较极端的情况下出现的，但还是能分析出这些想法是如何影响锻炼的积极性的。前4个问题很常见，也是非常重要的（Ellis，1973）。

赞成——你觉得对自己在乎的人所做的任何决定都应该无条件支持。你有没有注意到，你的一些不爱运动的朋友，可能并不看好你日常锻炼这个生活习惯？

完美主义——或许你一直是各种运动或竞赛中的佼佼者，能力有目共睹，所以你认为必须进行一项自己擅长的运动才好。举个例子，如果你觉得自己打高尔夫球或者网球的球技不如别人，你会不会抵触这两项运动呢？

掌控欲——如果有人挤对你，或者事情不那么顺利，你就会立刻觉得生活很绝望、很可怕。举个例子，如果你第一次锻炼就肌肉僵硬或酸痛，就会放弃这项运动。

责备别人——你觉得别人都想害你、对你不友善，觉得人家都是坏人。你把自己的事全都怪在别人头上，比如，不想锻炼时有没有去责备别人的不是？

不负责任——你习惯逃避那些你不想面对的东西，而不是迎难而上、敢于面对挑战、敢于担当。举个例子，你曾将自己不积极锻炼的原因归咎给别人吗？

惯性——你习惯于待着不动，有人要去锻炼，你就第一时间送上祝福，但你自己不会行动。你是不是宁愿待着不动，也不愿意感受一下锻炼给你带来的焕然一新的感觉？

上述内容有任何一点说到你的心坎里了吗？把过去那些可能会影响你锻炼的想法和感受写下来吧。

_____

_____

_____

_____

_____

停下来，思考

关于健身锻炼的不理性的认知，可能会让你经常陷入混乱的想法之中。但你可以试试改变一下想法。如果有必要的话，在行动前先停下来分析你的想法（在心里跟自己对话），换一个理性的、更正确的想法。你可以暂停你的胡思乱想，换个角度，改变一下思维和行为，完成行动计划2.4，分析并尝试改变你的想法。过去，你可能有过下面的这些想法；试着多留心现在产生的念头，这可能对下周的锻炼计划有影响。

行动计划2.4：理性想法代替胡思乱想

分析每一个不理性的想法，问问你自己："这是对的吗？合理吗？"然后把它换成一个更理性的想法。

比如：

不合理的想法：运动员才要锻炼，我又不是运动员	
问问你自己："这是对的吗？合理吗？"	不是这样的，我认识的一些朋友虽然不是运动员，可是也很热爱运动，他们常参加一些像散步这样的非竞技类的运动，看得出来他们很开心
把它换成一个更理性的想法	我虽然不是运动员，可是如果我也去锻炼，可能也会很开心，而且身体还会更强壮

不对的、不合理的、消极的想法	对的、理性的、积极的想法
我从来都不是一个积极的人 这是对的吗？合理吗？为什么	
在页面的右侧写出一个取代它的理性的想法	
我的朋友都不爱运动，他们也不支持我锻炼。 这是对的吗？合理吗？为什么	
在页面的右侧写出一个取代它的理性的想法	

认识、面对"借口"

"借口"是一种没有经过深思熟虑就盲目认同某种不合理想法的行为，它非但不利于你解决问题，反而还会误导你做出不正确的选择。下面是中老年人群常用的2个不积极锻炼的"借口"，同时又给出了一些积极的回答。底下的这些评论你听着耳熟吗？你是不是也曾这么说过？

理由：我年纪太大，现在锻炼太晚啦！

积极的回答：什么时候锻炼都不晚，90 ~ 100岁的老人家还想通过锻炼强身健体，让自己的日常生活更独立呢。

理由：我觉得锻炼太无聊了，我不喜欢。

积极的回答：你过去都尝试过哪些锻炼方式和运动项目呢？如果不进行结构性健身，还有很多其他的选择。也许找个人跟你一起锻炼或是加入一个健身组织，能够让你喜欢上锻炼的过程。第8章将会详细介绍一些让你很享受的运动。

其他人的"理由"可能比你自己的更容易辨别。有一个办法可以帮你意识到自己的"理由"，那就是多倾听"要不是……"句式或"是的，不过……"这样的回答句式。完成行动计划2.5，你将会惊讶地发现，其实在你平时的生活中，这样的句式听到过很多次。

行动计划2.5：什么是"借口"

第1部分：有用的回答

如果大家习惯用"要不是……"句式作为说服自己不去锻炼的借口，那就造一个新句子，一个能让自己积极起来的句子。自己造一个"要不是……"句式，然后重构你的回答。

理由	有益的回答
范例 要不是我一天下来那么累，我就去锻炼	适当的锻炼能缓解压力。运动过后，我会更加精力充沛
我要不是一直照顾外孙们，就有时间锻炼了	
要是我有钱去健身俱乐部，我就能积极锻炼了	
要不是我有关节炎，我就去锻炼了	
要不是……	

第2部分："是的，只不过……"句式

下面是提高锻炼强度时遇到的常见问题，同时给出了几种可能有效的解决办法。我们不妨来唱个反调，写一个你以前用过或听别人用过的"是的，只不过……"式的借口，这个游戏能够帮你梳理出自己常用的"是的，只不过……"式的借口。

解决办法	理由
范例 如果每天起床的第一件事就是去散步，那么你肯定是个积极锻炼的人	是的，只不过我早上要给老公准备早餐，没有什么时间锻炼
一个非常简单的锻炼方法，就是把车停在离公司较远的地方，然后步行去办公室	"是的，只不过……"
如果你在家跟着视频教程锻炼，比办健身中心的会员卡会省很多钱	"是的，只不过……"
如果走着去吃饭，就能多出15分钟的锻炼时间	"是的，只不过……"

你准备好了吗？

在第1章中，你填了一个了解自己健身阶段的问卷，另一个可以让你搞清自己所处健身阶段的方法是列出锻炼对你现阶段来说的好处和坏处，然后用那些好处来说服自己坚持积极锻炼，给自己更多坚持下去的动力。

权衡健身锻炼的利弊

完成行动计划2.6，衡量锻炼的利弊。如果你只是有开始锻炼的想法，那么现阶段对你而言绝对是弊大于利的。你可能还会找很多理由让自己的不积极锻炼可以更心安理得。如果你偶尔还会有点锻炼的积极性，就算不是经常有，此时也是利弊相当的。如果你觉得锻炼本身就是一件利大于弊的事，那么你已经做好了积极锻炼的准备。如果你早就开始有规律地锻

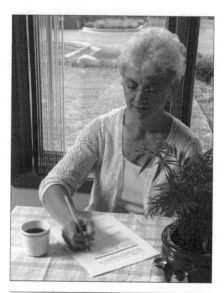

花点时间想一想健身锻炼的利和弊，在纸上写的利越多，在锻炼这条路上就会越有动力。

27

炼了，那对你来说，好处是难以言喻的，而且将来还会有更多预料不到的益处，这时候就不存在什么利弊衡量表了。坚持锻炼的时间越久，你能体会到的好处也就越多，坏处就微乎其微了。

通读完这本书后，你会学到很多从锻炼中获益的方法，同时帮你消除那些不好的影响。每隔几周就做一次利弊衡量表，能够帮你很好地掌握自己的健身进度。

行动计划2.6：利弊衡量表

把表格中对你来说较为重要的利和弊标记出来，而对那些你觉得极为重要的在表格里做两个标记。统计每一栏你标记的总数，对你而言，锻炼利大于弊吗？

锻炼的好处	锻炼的坏处
___ 锻炼让我觉得很开心	___ 我太累了，没精力锻炼
___ 我锻炼时，会感觉比以前好很多	___ 我太老了，不方便锻炼
___ 锻炼让我感觉自己更年轻	___ 会显得很蠢
___ 锻炼让我不那么容易得心脏病、中风甚至癌症	___ 我的朋友都不爱锻炼
___ 锻炼有效地控制了我的血压、胆固醇、血脂	___ 我会受伤
___ 锻炼让我远离了2型糖尿病	___ 我不喜欢自己大汗淋漓的
___ 锻炼让我更长寿	___ 我不想出门
___ 睡眠比以前更好了	___ 就是不喜欢锻炼
___ 站得也比以前更稳当了，不那么容易摔倒	___ 那我就不能做其他我喜欢的运动了
___ 我希望自己看上去更健壮	___ 我一动关节就疼
___ 我觉得自己更自信，更能把握自己的生活了	___ 我可能会心脏病突发
___ 能有效控制体重	___ 没钱加入健身俱乐部
___ 如果我坚持锻炼，我的身子骨会更硬朗	___ 没有一个安全的地方锻炼
___ 我每天都坚持锻炼，能很好地照顾自己	___ 我没有健身技巧
	___ 我不知道该做点什么
添加一些你个人的观点	___ 我不想出门去锻炼
	添加一些你个人的观点
好处统计 _____	坏处统计 _____
下周至少要增加一项好处	下周至少要减少一项坏处

迈出第一步

如果你已经在积极锻炼了，那太好了！保持下去！当你在践行健身计划的过程中遇到瓶颈时，本书中的很多锻炼方法都能帮你很快打破瓶颈。

如果你还没有开始积极锻炼，那么现在就迈出第一步吧！本周试试在下面这些选项里做一个选择。

■ 抽一些时间出来，把平常不需要运动的事儿变成可以锻炼的活动，例如去机场大厅时，不妨试几次不坐电梯，自己爬楼梯；行车途中需要付费的，不妨停下来走过去处理，不要使用免下车窗口在车里付钱，或是使用自助付费终端。

■ 把车停得离目的地远一点，哪怕一次，试着多走点路。

■ 花两分钟走路，没错！在本周内，抽出两三天时间，每天起床后就慢走两三分钟，坚持下来后，好好感受一下自己是否更加精力充沛。

小　结

本章让你在很多健身锻炼方面进行了深入的思考，先回顾了过去养成的对自己锻炼有利的习惯，总结自己在过去尝试改变时的那些失败和成功的经验，你从中学到了什么？

了解了自己对锻炼的态度，你应该就更清楚这些想法对健身行为的影响了。如果对锻炼抱着消极的想法，那就立刻改变这些想法，多想想锻炼的好处，少想你觉得健身不好的地方，最好慢慢消除这些顾虑。

如果还没有准备好践行你的健身计划，那就多给自己一点时间，但不要拖得太久。人从想要改变到将想法落实到行动的这段时间里，周期越短越容易成功，而"从长计议"就没那么容易了。不要在怠惰的生活中沉沦。改变，从现在开始，每天坚持健康锻炼。

本章重点

下面是本章中提到的一些方法，你可以将自己在本章所学的知识应用到日常生活中；在接下来的几天或几周里，尽你所能把这些方法都试一遍。

- [ ] 分析一下过去你在做出改变时为什么会失败，分清哪些是让你成功的方法、哪些导致失败。制订积极锻炼计划时，可能会用到这些资料。

- [ ] 倾听内心的声音，学会积极、理性地看待健身这件事，而不是像从前一样消极、不可理喻地找各种借口。

- [ ] 试着至少再找出一种健身对你非常重要的好处。

- [ ] 试着至少消除一项你觉得健身对你的不良影响。

- [ ] 如果还没有积极锻炼，试着每天进步一点点，看看自己是不是比以前更好了。

第 3 章

年龄与锻炼的关系

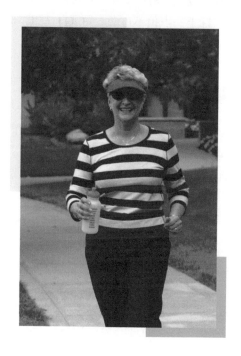

本 章 内 容

☐ 当我们老去，我们更在乎什么；逐渐老化的身体对行动能力又有何影响。

☐ 了解体育锻炼对延缓衰老的作用，比如让你远离心脏病、超重这些危害健康的疾病。

☐ 当身体出现问题时，如何在锻炼过程中执行适当的保护措施。

☐ 学会经常鼓励自己，给自己一直坚持下去的动力。

这可能是你人生中的最佳锻炼时期了，你只是感觉自己老，从而表现得老态龙钟，锻炼后就会觉得自己完全改头换面，无论是形象还是心态都比看上去的更年轻。此外，锻炼还能帮我们延缓或避免很多随年龄增长而易患的常见疾病。

人的身体从二三十岁开始就有变化了。看看行动计划3.1，根据你自己的情况，看看随着年龄的增长，身体都发生了哪些变化。你可能会非常惊讶，那些你认为随年龄而来的很正常的变化，实际上一点也不正常。知道自己想要什么，就能制订出一个更安全妥帖的健身计划，而且很容易得到想要的效果。

行动计划3.1：注意到身体的变化了吗

随着年龄的增长，尤其是人到中年，身体上的一般性变化是很容易察觉到的。下面各项你有中标的吗？把它们标记出来。

_____ 你的耐力大不如前了，心肺功能也随着年龄的增长越来越差了。

_____ 你甚至丧失部分柔韧性，比起20多岁时，现在关节不那么灵活了，每年开春大扫除时或在某次垒球比赛上，会发现它们有点疼，有时候甚至会突然变得僵硬。

_____ 30岁后肌肉的大小和力量开始下降。

_____ 40岁出头就已经不能像从前那样做出迅速灵敏的反应了，过去很容易做的动作现在做起来却很困难。

_____ 特别容易增重，而且体重都增加在不该胖的地方。生过孩子后，女人的小腹和大腿开始特别容易积累脂肪，过了更年期，她们的腰会越来越粗。而男人开始慢慢有啤酒肚，腰上也会有赘肉。

_____ 70岁以后，钙流失引起骨质疏松，女人的体重开始下降，骨折就变得越来越常见。

值得庆幸的是，在所有的这些变化中，没有一个会影响身体机能或限制自立生活的。好好锻炼身体，自然能延缓这些衰老变化。

个人档案

欧尼，89岁

欧尼住在离他女儿家很近的一个退休社区，15年前妻子去世后，他一个人从很远的地方搬到了这里。他喜欢住在离家人很近的地方，可以看着孙子们逐渐成年。现在曾孙经常来看他，这些小孩子特别喜欢欧尼养的那只宠物兔。欧尼是老了，但你可能并不认为他是这个社区里年纪最大的那个。他每天都会步行锻炼身体，走到邻居门口还会打个招呼。他的行动能力比同社区的很多人都要好，即使是比他小30多岁的人身体也不如他，而且他很少生病。在89岁生日的聚会上，他说："换个角度想，89岁真的好极了。"欧尼的实际年龄和他的心理年龄真的有很大的差别。被问到为什么能如此长寿、身体还那么好，他认为这一切和日常锻炼、健康的生活习惯都息息相关。

年纪带来的问题

尽管觉察到一般的身体老化很容易，但是那些特别的隐性变化看起来就没那么容易被发现了。"老化"是老年学家们最热衷于辩论的一个话题，专家们一致认为老化有两种类型。"老化"是身体变老后发生的一些可预见的变化，这样的变化对每个人来说都是不可避免的，比如心脏病、中风、癌症、关节炎；当然，糖尿病不在此列。这些变化是难以预测的，而且只在某些特定的人群中出现。

几个世纪以来，人们一直在寻找青春之泉。尽管没有长生不老的魔法，我们不能改变生命的长度，但我们可以让自己越来越短的生命过得更充实、更健康。一个健康的生活习惯能够让你活得更长、更健康！

最近，某知名国际老年学家研究小组指出，抗老化药物的研制和应用意义不大，而且没有什么科学价值；他们觉得健康的生活习惯更能延缓衰老，比如不抽烟、每天积极锻炼、维持健康的体重。有研究表明，健康的生活方式能够有效延缓甚至避免老化带来的一些影响。但我们必须要清楚，没有什么方法能够阻止衰老的进程。

岁月不饶人，我们不能阻止老化，但是积极的生活方式可以延缓衰老的进程，降低并发症的发病率，同时还能改善身体状况，防止一些健康问题的发生，让自己的晚年也可以幸福、独立地生活，就像欧尼一样。老得快还是老得慢，这完全取决于你！

年龄增长随之而来的变化

因为本书的侧重点是健身锻炼，所以我们将针对与健康息息相关的一些身体部位的变化进行研讨——心脏、肺、血管、肌肉、骨头、关节等。随着年龄的增长，它们本身出现的变化并不会导致什么严重的健康问题，但这些变化最终可能癌变；如果因为不经常运动或者生病，身体可能会衰老得更快。你现在还觉得日常的健身锻炼能够延缓甚至阻止这些随着年纪增长而来的健康问题吗？

进行体力劳动的能力

体力劳动，比如洗车、爬楼梯，取决于3件事：肺部对氧气的吸收功能，心脏的供血功能，肌肉的耗氧能力。这些功能会随着年龄的增长而逐渐下降。但是不管什么年龄段，以及那些积极锻炼的人都比懒得动的人能做更多的事。

如果你的体力劳动能力比同龄人差很多，那么在一些意外伤害或者外科手术中康复起来就更困难，从很矮的椅子上站起来这种程度的运动，都觉得要使出九牛二虎之力。你会变得很虚弱，甚至连从椅子上站起来或者走路都要人帮忙。如果丧失了劳动能力，不能好好地照顾自己，也就丧失了独立生活的能力。

让心肺更有力、肌肉更强健，这些对于老了后保证生活质量和身体健康非常重要。那些无论是体力水平还是耐力水平都很低的人，只要积极锻炼，增加运动强度，就能从中获益良多。中等强度的步行、骑行或其他增加心跳强度的运动，能迅速改善你的健康状况。力量训练和柔韧性、平衡性、协调性的训练，也是健身计划中非常重要的部分，这本书所讲的正是如何保持均衡的体能训练。

小 贴 士

人从30多岁开始肌肉能力就开始下降了，如果还没有做一些力量训练，那么65岁时就会失去30%的原始肌肉组织。

血管和血压

血管就像花园里那个通水的橡胶水管，水龙头那边的水流越大，管壁的张力也就越大。与此同时，在管壁可承受的压力下，水流量也越来越大。如果由于某些原因导致管壁硬化或变窄，那么它将承受由水流带来的更大阻力，管内的水压也会增大。

随着年龄的增长，血管壁多多少少都会变得僵硬，同时还有一些其他和血液有关的东西也发生着改变；脂肪、胆固醇的沉积也会导致血管变得越来越窄，减缓血流速度。这是由动脉硬化导致的变化，而且并不会导致老化。所有这些在血管里产生的变化导致了血压上升。幸运的是，日常的健身锻炼能有效防止血管硬化，帮助血压维持在一个正常的水平。

对大部分人而言，血压是随年纪增长而变高的。不过，高血压可不正常，需要治疗。一般情况下，经常进行健身锻炼的人血压都不会太高，锻炼帮助他们将血压有效控制在健康水平，就算是需要药物抗压的高血压也不例外。

如果现在血压正常，可以通过健身锻炼、吃低钠食物一直保持这样的血压水平，同时还能维持一个健康的体重；如果血压超出了正常水平，那么你更需要通过锻炼把它降下来；和减肥一样，医生通常都会首先建议你多锻炼。可以在不服用降压药的情况下降低血压，或者即使你需要服药，也可以减小药量。通过生活方式的改变，更好地控制慢性健康问题，而不是一味地依赖药物，因为锻炼是完全没有副作用的。

小　贴　士

你想过这些血压表上的数字都代表着什么吗？下面就给大家普及一下其中各项的意义。

- 收缩压（高压）表示心肌给动脉注血时血管壁所承受的最大压力。
- 舒张压（低压）表示心肌不往动脉注血时血管壁所承受的压力。

正常血压：高压低于120毫米汞柱，低压高于80毫米汞柱

高血压前期：高压为120 ~ 139毫米汞柱，低压为80 ~ 89毫米汞柱

高血压：高压高于140毫米汞柱，低压高于90毫米汞柱

每个数字都非常重要，正常的静息血压是指心脏适当用力将血液推到动脉血管里，并且血管壁也不是很硬。高血压前期高压是指如果你不做出改变，不久的将来就会变成高血压。现在就采取行动，加强锻炼、减重、少吃盐、多吃蔬果，防止血压飙高。

人体组分

人体组分主要描述的是脂肪、肌肉、骨骼在身体里的各项占比。30 ~ 70岁这段时间，肌肉群的占比逐渐下降，脂肪占比逐渐增加，就算是体重没有变化，这两项机体组分的占比也是变化的。

人体组分的变化非常重要，它直接影响你的新陈代谢。新陈代谢是机体燃烧食物热量的比率（千卡或千焦耳），肌肉群减少就意味着维持原有体重机体所需的热量更少了。

尽管有些人体组分的变化是老化的正常环节，但基本上都是因为没有积极的生活方式。超重会引起严重的健康问题，随着年龄的增长，在进食量不变、运动量减少的情况下，肯定会增重。超重可能会导致胆固醇升高、高血压，以及2型糖尿病。超重同样会造成关节劳损或撕裂，特别是膝盖、腰椎、下背。日常锻炼能够帮你防止这些健康问题的发生，即使你是超重或者肥胖症患者也没关系。积极锻炼能够帮你维持现有的肌肉群，正常燃烧热量，避免体重增加。

骨骼和关节

骨骼和关节问题是老化过程中的常见问题。关节和骨骼问题通常与2个条件有关：骨质疏松症（弱骨、骨折）和关节炎（关节疼痛和僵硬）。

如果患有骨质疏松症

如果不及时治疗骨质疏松症，骨头就会变得很薄，轻微的压力就能导致骨折。在美国，估计每年有150万个骨折病例是骨质疏松引起的，最常见的骨折部位是髋部、小腿和脚、手腕和脊椎（脊椎骨）。脊椎部位一点点骨折，都会引起很强烈的疼痛感，有时候甚至不止一节脊椎受到影响。多发性骨折会让你的身高减少15% ~ 20%，脊椎上部部分变形会慢慢发展成驼背，这样以后，脑袋和胳膊都会往前倾，这种情况通常被称为"太后式"驼背，40%患关节炎的女性多多少少都有点驼背。

经常进行健身锻炼能够延缓骨质流失，尤其是力量训练运动。要多食富含钙的食物，服用含钙维生素D，绝经后的女性，服用一种叫作磷酸盐的药物，可以有效防止骨质疏松。在行动计划3.2中，测试一下犯骨质疏松症的风险因素。

多吃钙含量较高的食物，对保持骨骼强健有非常重要的作用，试着每天至少吃2份富含钙的食物，乳制品就是钙的一个非常好的来源。但是全乳制成的乳制品饱和脂肪含量又很高，选择乳制品时，尽量挑低脂或脱脂的乳源。因为其含有乳糖（奶糖），有些人很难消化乳制品，如果你不能消化乳糖，那就试试喝无乳糖奶，也可以食用片剂状或液状的人工乳糖酶制品。

行动计划3.2：患骨质疏松症的风险

标记出你可能有的风险因素，如果有罹患骨质疏松症的风险，需要做一次骨密度测试。骨密度测试是一种用X射线测量你的骨质数量的医疗检查。在美国，骨密度测试是可以用医疗保险报销的。

____ 已绝经或是在45岁前做了卵巢切除手术的女性

____ 80岁以上的男性

____ 睾酮水平低的男性

____ 个子不高，比较瘦

____ 白种人或亚洲人

____ 有骨质疏松症家族史

____ 30岁前很少吃富含钙的食物（一天不到3杯牛奶）

____ 有神经性厌食症或暴食症病史

____ 有骨折病史

____ 长期服用可能降低骨强度的药，比如类固醇或甲状腺激素

____ 抽烟

____ 每天喝2杯以上的含酒精的饮料

____ 不积极锻炼的生活方式

除了乳制品以外的优良钙来源包括花椰菜、菠菜、沙丁鱼或带骨的三文鱼。有时候，钙是作为添加物放到食物里的，比如橙汁、即食谷物或豆腐，所以买食品时，还是先检查一下包装袋上的成分表。

那些从食物里不能进补的钙可以通过钙补充剂来弥补。和医生聊一聊，看看你是否需要服用钙补充剂。50岁以后，大多数人每天都需要至少1 500毫克的钙和400～800 IU（国际单位）的维生素D（不超过2 500毫克）。你的身体需要维生素D来吸收钙，每天食用至少含400 IU维生素D的钙合维生素或矿物补充剂。

如果有关节炎

如果有骨痛或关节僵硬，那么可能患关节炎了。随着年龄的变化，我们的骨骼也发生了变化，这个我们很少注意到。然而，即使进入老年阶段，很多关节活动起来还

算是很灵活，日常的锻炼活动可以提高关节的各项功能。由于韧带和肌腱弹性不如从前，关节也失去了灵活性。你可以通过日常锻炼增强关节灵活性，特别是拉伸活动，如果没有良好的灵活性，可能弯下腰系个鞋带都成问题，再严重点，梳头发都弯不下腰，从停车场出来转个身都可能闪着腰。

小 贴 士

我们的身体有很多处关节，一般引起关节炎的有一百多个部位。骨关节炎是一种能导致关节软骨破裂的疾病，它会引起强烈的痛感和硬化。骨关节炎通常多发在髋部、膝盖、脊柱、手指和脚等部位，腕部、肘部、肩部、脚踝或下巴则很少发病。

骨关节炎在老年人群中很常见，软骨被关节炎损害时，关节就会变得很僵硬，并伴有疼痛感。人们感觉自己某部分关节很痛时，通常都下意识地不去用那个很痛的关节。尽管那些关节炎患者或其他关节类疾病患者都觉得体育锻炼对他们是有伤害的，但稍作探究就会发现真相绝非如此。适度的健身锻炼能够缓解关节疼痛，提高关节灵活性及其功能性。拉伸运动、轻度的力量训练、步行、固定路线骑行、游泳、水上有氧运动都是很好的锻炼方式，并且不会进一步伤害到关节。

如果锻炼、减重、非处方止痛药都不能缓解疼痛，改善关节活动能力，那就需要问问医生是否还有别的治疗方法。他可能会给你开一些皮肤外用的软膏，理疗，支撑训练，补充氨基葡萄糖和硫酸软骨素，注射类固醇治疗，针灸，特殊情况下可能还需要手术。

幸运的是，大多数人可以通过非手术治好骨关节炎，但是还有一些人可能要进行关节置换术。全关节置换术包括切除关节发炎或受损部分，然后由塑料和金属制成的人工关节取而代之。做一个X射线或核磁共振成像来确定关节的损伤程度，然后由一个外科手术医生帮你做关节替换矫形手术。髋关节和膝关节做关节置换术是最常见的，对于膝盖，它的损伤部位通常都是在骨头和软骨的端部，手术是将其替换成金属和塑料表面，从而恢复膝关节的运动能力和其他功能。髋关节的损坏部位一般是在腿骨上端的球状关节，将其替换成一个金属球，连接到固定器上，最后接到腿骨上，把一个塑料的关节植入骨盆内，用来替代损坏的关节。这种关节置换有时候也会用在其他关节上，包括脚踝、脚、肩部、肘部和手指。

个人档案

曼纽尔，63 岁

曼纽尔一直很喜欢健身锻炼和体育活动，35 岁前，他一直在校队和俱乐部踢球。多年来，他的膝盖受过好几次伤，有一次还动了手术。他生活在一个气候温暖的城市，一年中的大部分时间，他都在一个垒球队打球。当他感觉到自己膝盖部位有关节炎症状时，你可想而知他有多在乎。他问他的私人医生关节置换术是否必要，他的医生建议他保守治疗，第一次采用理疗、氨基葡萄糖、非处方止痛药，缓解这种症状。理疗师教他如何做练习，从而加强膝关节周围的肌肉力度，几个月后，曼纽尔就在基地周围移动了，疼痛感也减轻了不少。虽然他偶尔也会戴着一个膝盖支撑，但总体来说，他还是很高兴自己选择了保守性的治疗方法，保护了自己的关节，并且他也认识到：垒球可能并不是他唯一可以选择的运动，他也开始户外骑行和去舞厅跳舞。

适应特殊条件下的锻炼

如果有健康问题，自己可能也知道或者已经在医生指导下进行治疗了，三分之二65 岁以上的老年人都有至少一种需要药物维持或者理疗的健康问题，所以如果你也有这样的问题，那也不是个例。如果有，从表3.1找出积极锻炼的诀窍，你会感到非常惊讶，原来适应一项健身锻炼以达到自己的特定需求竟然这么容易。

表3.1　　　　　　　　　　　　　特殊条件下的积极锻炼

健康状况	健身锻炼注意事项和技巧
高血压 ●病因：动脉粥样硬化和其他血管问题 ●病症：高血压被称为"沉默的杀手"是有原因的，因为它经常是没有症状的	●如果你血压超过160/100毫米汞柱，暂时不要运动，在增加运动量前，和医生沟通一下，先把血压控制下来。不过，健身锻炼还是对控制血压有作用的（小于140/80毫米汞柱），甚至可以作为控制血压的一个方法 ●如果服用β-受体阻滞剂，那在运动过程中，你可能会比较容易疲劳。如果确实如此，和医生沟通一下，看能不能减少药剂量或者换一种药降压 ●在做力量训练时，不要抬重物，可以重复多次举不是很重的东西，运动过程中一定要做深呼吸

健康状况	健身锻炼注意事项和技巧
冠状动脉粥样硬化性心脏病 ●病因：由于冠状动脉堵塞，心肌内没有足够的血液（动脉硬化） ●病症：心绞痛或因为健身运动导致心脏病发作	●如果做过心脏病手术，那么在手术后12周内，你应该参加一个心脏监督康复计划，计划结束后，继续在家或者在社团做运动 ●尽量避免在炎热和潮湿的地方运动 ●避免在高海拔地区做剧烈运动
末梢血管疾病 ●病因：腿部动脉血栓 ●病症：机体在运动的过程中，小腿、大腿或臀部有痛感（这种症状叫间歇性跛行），停止运动后，疼痛感就会消失。这种症状常常会跟关节炎或神经损伤相混淆，所以最好去医院做一个诊断，确认一下自己是否患有此类疾病	●做一些心脏复健活动，能够帮你正常开展健身锻炼，末梢血管疾病患者可能还有冠心病，他们进行正常的健身锻炼之前，最好能做一个为期12周，在安全指导下进行的复健项目 ●选择步行或固定骑行类的健身活动，这些活动能够有效减轻疼痛，让你无痛锻炼的时间更长一些
瓣膜性心脏病 ●病因：心脏瓣膜堵塞或泄露 ●病症：锻炼容易导致昏厥，对身体其他部位供血不足	●你的锻炼活动要先咨询医生的意见
充血性心力衰竭 ●病因：心脏供血异常导致的心脏病突发 ●病症：呼吸急促，心律不齐，肌肉萎缩，备份流体进入肺腔和身体的其他部分	●如果想要做健身锻炼，那么必须在一个心脏监督康复计划下进行
哮喘 ●病因：支气管变窄或发炎 ●病症：哮喘或短暂的呼吸，过敏性哮喘突发（运动诱发性哮喘）	●做几乎所有哮喘患者都可以安全进行的健身锻炼 ●避免在严寒、干燥的气候里做运动，要选择在温暖湿润的环境下运动 ●在寒冷的天气里，戴上一个口罩或围巾，然后慢慢用鼻子呼吸 ●尽量不要在花粉含量高或者空气污染严重时做运动 ●必要时可以服用药物，这些药通常要在运动前15～30分钟内吸入
慢性阻塞性肺疾病（COPD） ●病因：由多年吸烟引起的肺炎或肺组织破坏 ●病症：呼吸急促，呼吸道感染，尤其是在寒冷的天气里	●参加有医务监督的肺部康复计划

续表

健康状况	健身锻炼注意事项和技巧
骨关节炎 ●病因：脊椎、臀部、膝盖、脚和手上的小关节软骨损伤 ●病症：关节活动时，特别疼且僵硬	●避免做需要关节承受太大的压力的运动，比如有氧舞蹈、跑步和其他竞技性运动 ●加强力量锻炼和伸展运动，包括散步、游泳、水上有氧运动 ●在运动前30分钟之内，服用对乙酰氨基酚、布洛芬或者其他的轻度止痛剂 ●避免同一个关节受力过大而引起剧痛，换个运动方式，使用不同部位的关节 ●如果有必要，可咨询运动专家或理疗师
腰痛 ●病因：背部肌肉和韧带拉紧受力，还有更严重的问题，如脊椎压缩、骨折、椎管狭窄或肿瘤，也可能引起持续性腰痛	●每天做伸展运动来矫正肌肉失衡 ●步行，游泳，水上有氧运动，以及力量训练所做的轻量级举重活动 ●避免做加剧背部疼痛的运动，如骑行、羽毛球、网球类运动，高尔夫和慢跑 ●如果有突发性剧痛，赶紧停止运动 ●如果有需要，服用温和的止痛药。尽可能坚持日常锻炼，每天入睡过程慢一点，有利于腰痛恢复 ●疼痛减轻一点后，就可以开始做日常健身锻炼了
骨质疏松症 ●病因：骨骼细化 ●病症：基本上没有，除非因为实在太细而导致骨折，这种骨折通常发生在脊椎、髋部、小腿和腕上	●做一些负重类的活动，如散步、力量训练，帮助减缓骨质流失 ●每天至少补充含钙1 500毫克的维生素D 400～800IU ●服用双磷酸盐类药物或其他医生建议使用的药物。 ●去和理疗师了解一下，如何加强骨折周围肌肉群的恢复
1型糖尿病 ●病因：因为胰腺分泌胰岛素的机能下降，血液里血糖含量升高。1型糖尿病患者必须采取胰岛素注射的方式来延长生命 ●病症：疲劳，口渴和排尿频繁，视力模糊，体重减轻，反复感染 **2型糖尿病** ●病因：机体抵抗胰岛素的细胞，血液中积累了高浓度的葡萄糖和胰岛素 ●病症：与1型糖尿病相似	●密切监测血糖含量，谨防锻炼过后机体突发低血糖 ●运动时，带点零食，随时进行补充 ●为防脱水，尽量多喝水 ●每天检查你的脚，穿合适的袜子和鞋 ●带一个标识牌，说明你有糖尿病 ●不要一个人单独做剧烈运动

续表

健康状况	健身锻炼注意事项和技巧
癌症	●不用担心，多参加日常锻炼和运动 ●手术后，能够恢复到可以运动的程度，去咨询一下你的医生，看他有没有什么好的建议 ●化疗和放射性治疗期间，因为身体上的疲惫，不方便做运动 ●肺癌患者可以将体育锻炼作为结构化肺康复计划的一部分内容 ●上半身的拉伸训练和力量训练对乳腺癌患者而言非常重要
肥胖症	●避免可能对关节造成高冲击的运动（如慢跑类） ●穿那种支撑性很强的鞋子 ●加强腿部强度练习，保护因承受过重容易受伤的膝盖

尽量肯定自己

如果健身锻炼是日常生活中重要的一个部分，那么积极的态度是必不可少的。养成积极的锻炼态度最好的方法就是肯定自己，肯定自己就是不断对自己说积极向上的话，如果你正开始锻炼，肯定自己能够帮你增强自信心，让你做出积极的改变。如果你已经开始锻炼了，肯定自己能够帮助你保持积极性，更有坚持下去的动力。

你可以大声地肯定自己，也可以默默地积极暗示自己，从心底认同它们，反复不断地对自己重复。经常对自己说"我可以""我行的""我会的"，而不是怀疑自己，说"我没有""我不能"。计划好你每天的时间，比如什么时候刷牙，从小事开始肯定自己。有些人认为对着镜子对自己说肯定的话一定是有帮助的。行动计划3.3列出了一系列不同健身阶段可以说的肯定自己的话，选择一个或两个和你现阶段吻合的或者写一些你肯定自己的语录。把你的肯定语录写在索引卡上，放在自己的钱包或公文包里，把它们贴在你能经常看到的地方，如冰箱或者其他地方。一周或二周后，再试试新的肯定语录，评估下这段时间肯定语录在端正态度方面给你带来的影响。你感觉到增加体育锻炼的更多动力了吗？本书后面的章节里，我们将会详细阐述更多肯定自己的方法。

行动计划3.3：做肯定的尝试

选择一到两条肯定语录，下周就开始反复练习。

如果你正准备开始锻炼，说下面的这些话	如果你已经开始锻炼了，说下面这些话
我能比现在更加积极锻炼 如果我积极锻炼，我就会更有力量 我将开始制订一个更积极的计划 我会更加享受积极锻炼 锻炼的话，我会更健康	我真的很喜欢健身锻炼 运动后，我比从前更年轻了，没什么比这更好的了 做一个积极向上的人对我来说很重要 因为运动，我比以前更健康了 因为锻炼，我比从前更好看、感觉更好了 我现在能够控制好自己的生活 下半辈子我都会坚持锻炼 如果不能锻炼，我一定会茫然若失
锻炼的话，我会更自信 锻炼的话，我看起来和感觉都会更好 在此处加上你自己的肯定语录：	如果能够坚持锻炼，就没什么是我不能做的了 我已经准备好迎接各种挑战了 在此处加上你自己的肯定语录：

承诺自己一个健康的生活方式

准备好把你的想法付诸行动，并从现在开始就做一些实实在在的健身锻炼了吗？在行动计划3.4里的第1部分里记录你锻炼时的想法和做法，坚持跟踪记录并回顾你锻炼时的想法，能够帮助你变得更加积极健康。你还可以辨别出锻炼过程中的一些自己能够处理的障碍或者感受到一些锻炼过程中的心得体会，这会让你更有坚持下去的动力。结束了一天的运动，把你的想法写下来，填在行动计划3.4的第2部分里。附录里也有这个表格，你也可以在附录的那个表格里跟踪记录日常锻炼的心得体会。

行动计划3.4：记录你的锻炼日常

第1部分：想法和做法的记录

在该表里记录想过要锻炼的次数，每次你想到要锻炼时，在表格左栏做出标记；如果你将想法付诸实施了，已经开始做你当初想做的运动了，在表格的右栏做出标记。

日期	你想过要锻炼的次数	按你所想进行锻炼的次数
周日		
周一		
周二		
周三		
周四		
周五		
周六		
	你想过要锻炼的总次数 ＿＿＿＿＿＿	你将想法付诸实践的总次数 ＿＿＿＿＿＿

第2部分：总结心得体会

1. 什么原因让你想到要锻炼？

范例：我看到一个朋友正在锻炼。

＿＿

＿＿

2. 你对健身锻炼的想法是什么？

范例："我看到萨丽在外面散步，我也可以这样，兴许我们还能一起呢"，还是"我看到萨丽在外面散步，她看上去好冷"。

＿＿

＿＿

3. 如果你的想法是消极的，你要怎么样暗示自己，才能让自己更积极锻炼呢？

范例："只要我多穿点，肯定就不会冷了。"

＿＿

＿＿

4.如果你的想法很积极，你将之付诸实践了吗？为什么？或者，为什么不？

_____

_____

来自朋友的影响

小 结

在本章中，你了解了一些50岁以后机体可能发生的变化，有些是人们预期就会发生的，有些不是。健身锻炼能够减缓老化、防止许多中老年常见病的发生。如果身体出了状况，健身锻炼可以帮你减轻病症，防止并发症。事实上，身体有些特殊状况的人往往能从锻炼中获益更多。记住：老得快还是老得慢，全都取决于你。

本书剩下的部分能够帮助你制订出满足个人需要、均衡的健身计划。

本章重点

按照下面的思路，把你在本章中学到的知识应用到日常锻炼中去。在接下来的几天或者几周内，尽可能多做健身锻炼。

☐ 考虑如果有特殊的健康问题，要怎么制订你能适应的锻炼计划。

☐ 写一些关于锻炼的肯定语录，每天早晚刷牙时，不停地对自己重复这些语录，这样坚持最少一个星期，它们会刻在你的潜意识中。

☐ 开始跟踪记录你在锻炼过程中的一些想法和做法。

☐ 回顾一下你的健身锻炼利弊表，还能在表中再增加一个锻炼的好处吗？

第 **4** 章

抓紧锻炼

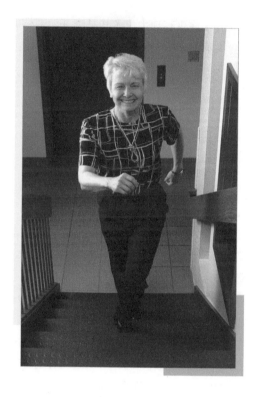

本 章 内 容

□ 用一个计步器来评估你的锻炼总量。

□ 积极锻炼时应注意点什么，不积极锻炼时应注意点什么。

□ 学会统筹时间。

□ 花点时间适应一个短期的健身计划。

我们很希望你对健身运动如饥似渴，积极增加自己的锻炼强度，但首先，我们需要花点时间评估一下你当前的训练水平。了解现阶段的锻炼水平，能够从以下3方面对你有所帮助。

- 对当下的锻炼水准有个清晰的认识，能够帮你制订一个更脚踏实地的健身目标。
- 能够帮你时刻了解自己的锻炼进程，看着自己一点一点进步，本身就是一种源源不断的动力。
- 监督你的锻炼日程会让你更有动力，尤其是刚开始锻炼时，每天坚持记录自己锻炼日志的人，会比不记录的人更容易在健身项目中获得成功。

在本章中，你将学到一些跟踪记录自己健身进度的方法，你还会了解如何适应短期的高强度锻炼。找到适合你的方法，并且试试看。

可借鉴的研究报告

问： 爬楼梯有益于你的健康吗？

答： 大学校友研究表明，每周爬楼梯上20层以上的男性，要比爬楼梯低于20层的人死亡率低约10%。降低死亡率还可以考虑其他形式的健身锻炼，比如步行或体育运动。

在北爱尔兰，连续7周都爬楼梯的年轻女性，健康状况有所改善，高密度脂蛋白"良好"，胆固醇水平也有所改善。

我们能从中得到的启发： 为了改善健康水平，降低死亡率，尽量不坐电梯或自动扶梯，多走楼梯。先找到你常去的大楼的楼梯口，爬楼梯上你所在的楼层，尤其是如果你所在的楼层在4楼以下，爬楼梯就更无可厚非了。如果你感觉自己的身体状况越来越好了，那还可以多爬几层楼。如果你要上的楼层超过5层，那么你可以在电梯到达前几层下，剩下的楼层走上去。这样不仅节省时间，而且还能燃烧额外的热量。

计算每天走的步数

每天计步是一个能够有效监督你健身进度的好方法，而且如果用一个计步器，做起来也会很容易。可以在腰带或手腕上戴一个轻且便携的计步器，现在各种手机、运动手表、腕带都具备此功能。计步器不能准确测算出你走了多少千米，但它却能准确计量出你一天走了多少步，一小步、一大步都能准确计量。有些计步器不能可靠地丈量出你走的大小步，有些品牌的计步器则可以很准确地测算。

首先确定你的基本底线、每天平均步行数，戴上计步器一周，记录你每天步行的数量，然后把数据填在行动计划4.1中，周末做汇总时，在基数的基础上，测算出本周每天的平均步数。你的目标是，想办法增大表格里的数据，当你的运动量增加时，继续在表格里填计步器测算的数字。

小 贴 士

不怎么运动的人每天的平均步数在2 500 ~ 5 000之间，非常不活跃的人每天的步数只有1 500 ~ 2 000步。如果哪一天要比平常运动量更大，也许是出去旅行时步行进机场，这个步行的指数就会增加。

如果每天的生活中没有太多锻炼活动，但在工作中也差不多需要走8 000 ~ 12 000步，那么你也算是有足够多的锻炼运动量，也能从中获得好处。

按照下面的方法使用计步器。

- 戴上计步器时，确保盒子是关闭的，只有在检查数据时，才需要打开。大部分的计步器盖子打开都不会计数。
- 确保计步器不要在潮湿的环境里使用，有些人喜欢在计步器上系一个绳子或者丝带，这样他们就可以把它和衣服连在一起了。
- 如果你把计步器和你的内衣连在一起，去厕所时千万要小心，搞不好你要去水里捞它。
- 先测试下，确保计步器能够正常计数。把计步器系在身上，走50步看一下计步器上显示的数据，如果误差在3步之内，那就很好了。如果你走过的步数不在这个范围内，从一个地方一步一步走到另一个地方，然后再试试。如果你有以下行为，计步器就不可能准确计数。

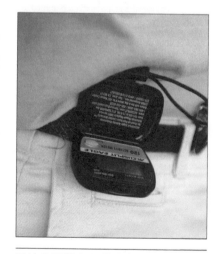

把计步器装在腰带或者手腕上，确保在行走时，计步器的位置在大腿中部以上。

- 拖着脚走。
- 骑车。
- 跳来跳去。

行动计划4.1：你每天走多少步

使用这种方式来记录你每天走过的步数，这样记下一周的数量，比较在工作日和周末的运动量。周末做总结时，将一周步行总数除以7，算一下你每天的平均步数，那个数据是你的基础底线。怎么样才能增加你每天的步行步数呢？把你的想法写在下面的空格里，给自己制订一个增加运动量的目标。

	周日	周一	周二	周三	周四	周五	周六	平均数
每天步数								
范例	3 578	1 094	1 372	1 255	1 106	1 289	4 122	1 974

我每天增加步数的方法：

_____

_____

我下周的计划是每天步行_____步

_____

小　贴　士

对于一个体重在175磅的人来说，等电梯、乘电梯时，每分钟消耗大约1.5卡路里（1卡路里约为4.2焦耳，此后不再标注）的热量，如果他选择爬楼梯上楼，每分钟就会燃烧8～9卡路里热量。随着时间的推移，量变总会引起质的飞跃。

抽出时间来锻炼

被问到为什么不爱锻炼时，许多人都会说："我们没有足够多的时间"。确实，生活本身就是忙碌的，需要耗费你很多时间，但每个人拥有的时间是相同的，1小时都是60分钟，每天都是24小时，每周都是168小时。如何利用你的时间，你的选择说明了你的价值观和优先事项。在美国，成年人看电视的时间每天不超过5小时，很多时间都坐着，而这部分时间都挪作他用了。难道他们不能抽出30分钟做运动吗？这就是优先选择的问题了。就算是很多世界领袖，确实非常忙的人，也知道定期抽出时间锻炼是多么重要的一件事，他们能抽出时间，你当然也可以！

做一个个人时间研究

行动计划4.2的个人时间研究能够帮助你更加清楚如何利用自己的时间（积极锻炼与不积极锻炼）。对两个典型的工作日和一个典型的周末进行研究，你会在本章的后面部分用到这项时间研究的结论。范例中给出了本和坎迪斯的典型事例，他们用自己的个人时间研究去寻找可以让自己更积极的方法。

以后你可能需要重复这项研究，将来在使用过程中，你还需要对提供的这个表格再做拷贝。

行动计划4.2：个人时间研究

制作3份时间表格，在时间栏填写任务或者你已经坚持3天以上的锻炼项目（2个工作日和1个周末）。在记录了你的锻炼活动后，分配好你在每一项锻炼活动中要花的时间（步行，爬楼梯，做园艺，做家务），不用来运动的时间，如睡觉、坐着、开车或乘公交、看电视、打电话等。在表格的下方汇总你一整天下来积极锻炼的时间（"是"栏）和没有运动的时间（"否"栏）。每4小时的时间栏填的应该是240分钟，一整天的时间栏汇总应该是1 440分钟。

时间栏	任务或锻炼	锻炼与否	
		是	否
0:00 ~ 4:00			
4:00 ~ 8:00			
8:00 ~ 12:00			
12:00 ~ 16:00			
16:00 ~ 20:00			
20:00 ~ 24:00			
		运动时间汇总（分钟）	不运动的时间汇总（分钟）

续表

可替代（不运动的时间）	我会做（在此处列出运动项）
■ _____	■ _____
■ _____	■ _____
■ _____	■ _____

经允许摘自 S. Blair, A. Dunn, B. Marcus, R.A. Carpenter, and P. Jaret, 2001, *Active living every day* (Champaign, IL: Human Kinetics), 184.

个人档案

本，59岁

本在一家保险公司工作，每周需要上40小时的班，他的个人时间研究表（例1和例2）显示，他在生活习惯改变的前后，运动的时间分配也发生了变化，下面分成2个阶段来呈现。

案例1，本（前）		锻炼与否	
时间栏	锻炼或其他任务	是	否
12:00 ~ 16:00	吃午饭，和同事一起 转转，回办公室 打电话给同事催一个项目的进度 在办公桌前工作，写报告，打电话	5	50 45 140
16:00 ~ 20:00	在办公室跟同事一起开会，从办公室走到电梯去车库，开车回家 换上休闲服，读报纸，准备晚饭，吃晚饭，收拾厨房，和爱人看电视	5	60 45 40 50 40
	总计时段显示（分钟）：	10	470

可替代（不运动的时间）	我会做（锻炼的时间列在此处）
饭后转转	邀请同事一起散步
开会	处理问题时，一边散步
读报纸	和爱人聊天时，散步

案例 2，本（后）		锻炼与否	
时间栏	锻炼或其他任务	是	否
12:00 ~ 16:00	和同事一起吃饭 吃完饭邀请同事一起去散步 走回办公室 走到其他办公室那边，跟同事了解项目进度，在办公桌前工作，写报告，打电话（边打边做拉伸运动）	 20 5 10 5	30 35 135
16:00 ~ 20:00	跟同事在办公室开会 从办公室走去停车场，走楼梯，开车回家 换上休闲装，和爱人去散步，边走边聊 准备晚饭，吃晚饭，收拾厨房	 5 30	60 45 10 50 40
	总计时段显示（分钟）：	75	405

坎迪斯，61 岁

坎迪斯和她的丈夫都退休了，她每周花一个早上的时间去看望她 4 岁的外孙，因为孩子的妈妈有事要出去。她的个人时间研究表（见案例 3、案例 4）表明了她增加了 35 分钟的运动时间，这是从以前她不运动的时间调整过来的。作为良性循环，她的外孙很多时候也很喜欢做这些运动！

案例 3，坎迪斯（前）		锻炼与否	
时间栏	锻炼或其他任务	是	否
8:00 ~ 12:00	女儿丢下 4 岁的外孙，交给她一早上 和外孙一起看动画片，和外孙一起玩桥牌或卡片 准备小吃，和孩子一起吃 孩子单独玩或者看电视时，自己写信或者邮件 在她带孩子回家前，和女儿一起喝杯咖啡，走走转转 给朋友打电话	 5	45 30 25 60 45 30
	总计时段显示（分钟）：	5	235

可替换时间（不运动）	我会做（列表都在此处）
玩桥牌	和外孙在公园里散步，然后带他去游泳

案例4，坎迪斯（后）		锻炼与否	
时间栏	锻炼或其他任务	是	否
8:00 ~ 12:00	女儿丢下4岁的外孙，交给她一早上		45
	和外孙一起看动画片		
	和外孙在公园里散步，然后带他去游泳，玩其他运动类的游戏	20	
	回到家，边走边鼓励外孙蹦一蹦、跳一跳	10	
	准备小吃，和孩子一起吃	5	25
	给孩子洗个澡，讲个故事	5	25
	孩子单独玩或者看电视时，自己写信或者邮件或者给朋友打电话		60
	在她带孩子回家前，和女儿一起喝杯咖啡，走走转转		45
	总计时段显示（分钟）：	40	200

从上面的2个个人时间研究例子来看，你知道如何利用好你的时间了吧？不运动的时间，算下来很可能多得让你感到惊讶。如果你想做更多锻炼，改善健康水平，但是又不是很清楚怎么做，那就继续往下读。

回顾一下从前

时间压力会让你感到紧张或焦虑吗？对于忙碌的人来说，时间管理是缓解压力的一个非常好的方法，同时还能拥有健康的体魄。运用你在行动计划4.3学到的3种个人时间安排的方法，回顾一下以前的做法，然后想想今后应该进行哪些调整。

行动计划4.3：回顾你以前的做法

用你的时间三部曲研究来鉴别你主要的花费时间的部分，计算出你在这3部分每块各花了多少时间，3部分时间汇总后，应该是等于3天（72小时）。

- **生产劳动时间**——包括工作，志愿工作，上下班往返的时间，在家做与工作相关的事，外出公干，做家务（打扫、做饭等）或者其他生产劳动工作的时间。

- **人际关系维护时间**——包括和别人交流的时间（爱人、孩子、父母，其他朋友或家人），花在家庭关系维护、照顾家人以及其他任何与工作无关的社会活动上的时间。

- **个人时间**——包括睡觉，小憩，放松，疏导或个人卫生打理，做运动，读书消遣，冥想，礼拜和其他为自己做的事的时间。

案例1，本			
时间栏	生产劳动时间	人际关系维护时间	个人时间
工作日	9小时45分钟	1小时45分钟	12小时25分钟

时间栏	生产劳动时间	人际关系维护时间	个人时间
工作日	_____小时	_____小时	_____小时
工作日	_____小时	_____小时	_____小时
周末	_____小时	_____小时	_____小时
总时间	_____小时	_____小时	_____小时

看看52页的案例1本在没有增加运动时间前的个人时间研究。本意识到自己在工作日里并没有花太多时间陪自己的爱人。如案例2所示，他提议下班后两口子一起散步或者步行去处理当天的一些事情。他们还商量好了吃过晚饭不看电视，一边欣赏音乐一边讨论假期的健身计划。

检查你的平衡性

平衡是时间管理研讨中使用较为频繁的术语，你是否将自己的时间和精力合理地（不一定要完全均等）分配在生活中的这3个重要的方面——生产劳动，人际关系维护，个人方面？有些人有劳动强迫症，不工作或者进行其他生产性劳动就浑身不舒服。他们致力于自己的工作，已经超越了享受生活，而只是一种习惯。你有以下任何一种特质吗？

- 如果闲下来不劳动，你会不会觉得有罪恶感？
- 你是否很难享受自己的闲暇时间？
- 你是否曾因工作太多而抱怨过别人或者否认自己能够很好地缓解工作压力？

与其他人的人际关系如何，对你的幸福生活来说非常重要。但是和工作、生产劳动一样，物极必反，太多好事就会容易导致某些东西的失衡，有些人花了大量的时间和精力为他人服务，却忽略了自己和自己的本职工作。你有下面的任何一种特征吗？

- 你会觉得自己必须要和别人掺和在一起，而且要让身边的每一个人都满意吗？
- 你是否习惯让别人过分依赖于你？
- 你会觉得自己做得越多，别人就越看得起你吗？

好好照顾自己，才能有更好的生活和更健康的人际关系，万事万物都是相互关联的，下面的这些特征，有哪一项说中你了吗？

- 你把时间花在自己身上时，会感到非常的愧疚吗？
- 你会把对别人负责当成是自己的一种需要吗？
- 你是不是也不在乎自己的个人卫生和美容保健或者你会靠喝酒、抽烟、吃东西来缓解自己的压力吗？

好好照顾自己，抽出时间进行日常锻炼，你可能会很惊讶地发现原来你还可以做这么多事。你是否过分强调或淡化了生活中的某一部分呢？不论发生任何一种情况，确定一个本周你一定能践行的行动计划，然后时刻记住你给自己的承诺，保持你想要的平衡。在行动计划4.4中，将你要践行的计划写下来。

行动计划4.4：如何保持生活各项平衡

本的例子：

这周我要照下面这么做，从而保持生活中各项内容的均衡。

- 下班后，和我老婆一块散个步，聊聊一整天发生的事。
- 吃完晚饭关了电视，和老婆说说话。
- 一起规划假日的健身计划。

本周我会按照下面的计划，实现生活中各项内容的平衡：

- _____

    _____

- _____

    _____

- _____

    _____

更高效地利用时间

不管你有多少事情要做，有多少责任要承担，你都应该想办法更高效地利用自己的时间。实行良好的时间管理，能够让你的身心更加健康，你能感觉到生活在你的掌控之中，在不违背责任和损害自身利益的前提下，花点时间积极锻炼。看一下表中的时间管理技巧，选择其中 1 ~ 2 个方法，下周就试试看。

时间管理技巧

- 设置"优先级"，组织协调好一定要做的事，想要做的事和如果有时间你会做的事。
- 不要在任何环节过度耗用时间。学会给自己设定一个时间限制，从而更好地利用时间。不要因为说了"不"而感到愧疚。
- 试着放下你的完美主义，可接受的结果可以省下更多时间。
- 花些工夫组织协调一下你的时间，你安装了账单支付系统吗？当你要出差或者出去旅行，一个整洁有序的壁橱会不会帮你节省很多收拾行李的时间呢？
- 有效安排你的时间，精神头正盛时，不妨挑战一下更难一点的任务。习惯先做主要的事情，将不同的任务匹配到可用的时间里。
- 学会妥协，把工作安排些给别人，如果需要帮助，就去寻求好了。第8章给你提供了更多获得他人帮助的方法。

时间管理技巧（接上文）

- 花钱买时间：如果有条件，花点钱请人帮你做那些没什么技术含量，但又耗费你大量时间的工作。
- 如果能一心多用，先检查一下你的日程安排，比如开车或者和朋友一起散步时可以听卡碟。

适应日常生活的锻炼方式

你有很多方法适应一个5～15分钟的锻炼项目，大多数人都在现有的生活模式里制订自己的锻炼计划，而不是自由锻炼，但这样的锻炼也是算数的。让我们回顾一下前面的个人时间研究，完成行动计划4.5，学会在每天工作、生活之余，找时间做更多的体育锻炼。回想一下本和坎迪斯如何在不影响工作和自身义务的情况下，还能做很多锻炼活动。下面是一个方法，其中可有说中你的？

在家

- 如果体力过剩，不妨做些普通家务，如来回推拉吸尘器，做弓步运动，把家务活当成是一种健身操。
- 低效率计划。在卸货、从仓库取货或收拾东西时候，干吗不多走几步，活动活动筋骨！
- 去邮局的邮箱里取信时，绕着街区转上一圈。
- 为了一个项目跑外勤时，以走路、骑车代替开车，很多时候，步行和骑行都比找停车位方便多了。
- 帮你的邻居做点"义工"——铺一条步行小道，植树搞绿化，清理垃圾或运动场建模。

在公司

- 比约定的时间早到几分钟，这样就可以把车停在离入口稍远的地方。
- 乘公交车出行，提前几站下车，然后步行到目的地。
- 和同事一起组建一个步行健身小组。
- 在电脑或者手表上设置一个闹铃，早上早点叫你起床，起来做运动。

- 亲自将信息告知给当事人，就不要用电话通知了。
- 步行，去各个部门转转，管理监督工作项目。
- 打电话时可以做一些伸展运动，走走转转。借助阻力较大的橡皮筋做力量训练，可以把书放在手上。
- 下班可以晚一点回家，先走走路运动一下，这样你还能避开晚高峰的交通堵塞。

旅行的闲暇时间

- 候机时，步行穿过候机楼。
- 选那种有游泳池或者健身房的宾馆，然后计划好自己使用设备的时间。
- 制订一个观光旅行的计划——去博物馆或者植物园，沿着步行的小道穿过历史遗迹。
- 和小孩子们做游戏，这样双方都得到了锻炼，捕猎就是一种非常有趣的散步方式。
- 在比赛现场看比赛时，站起来沿着观众席边走边看比坐在长凳上看更好。
- 有一个良好的健身爱好，比如高尔夫、园艺、木工、跳舞或者划船。
- 去剧院、音乐会或者体育比赛现场，做接待员。

行动计划4.5：我的健身方式

列出5种新的方法，能够把锻炼方式和日常生活完美融合起来。具体而言，（比方）不是说下了班后的一时兴起，说"在读报纸前，我至少得步行绕街区一圈"，做那种与轻快地步行强度相当的运动，每次至少比原计划多做5分钟锻炼。

在家里我会比较积极锻炼的方法：

1. _____

   _____

2. _____

   _____

3. _____

   _____

上班时会让我比较积极锻炼的方法：

1. _____

_____

2. _____

_____

3. _____

_____

休闲娱乐时会让我比较积极锻炼的方法：

1. _____

_____

2. _____

_____

3. _____

_____

小　结

在本章，我们介绍了计步器的使用方法，以及它对评估你目前的健身水平起到哪些作用，同时还帮助你监督自己对时间的有效利用。知道自己在没意义的事情上花费很多时间时，你会感到惊讶吗？戴一个计步器，它能帮你更清楚自己锻炼的总体进度，然后再想办法增加步行运动量。如果你和大部分人一样，那么监督练习的时间是一个提高锻炼积极性的好方法。它能缓解你的压力，让你对生活有一种平衡意识和控制意识。

下一章重点研究一下组织锻炼活动的具体方式，你需要选择合适的鞋子和衣服，你还会学到如何让家庭环境和外部环境都更有利于新习惯的形成，你可以不停地暗示自己，变得更积极。

本章重点

下面是如何将本章所学的理论知识应用到日常生活中的方法。接下来的几天或者几周，试试看尽可能多地做这些运动。

- ☐ 评估出你不积极锻炼的时间，多想想如何把那些不积极的时间变得积极起来。用第3章的表格记录你的想法，以及与此同时你的做法。

- ☐ 用计步器计量一周以上平均每天的步行量。给自己定一个步行量的目标，戴上计步器，监督自己坚持步行。在你的个人日志上记录每天步行的步数。

- ☐ 通过完成个人时间研究，评估你每天花了多少时间。运用下面的这些方法，合理分配好可以用来锻炼的时间。

- ☐ 想出至少5种方法把你在生活中、工作中、休闲娱乐过程中的锻炼方式融合到日常生活中，并将其付诸实践。

第 5 章

进行自我管理

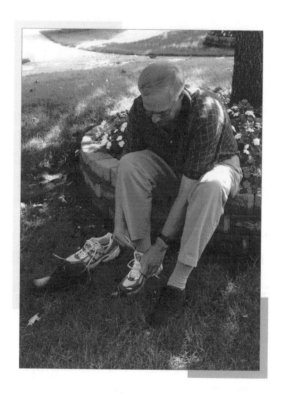

本章内容

- ☐ 选择合适的运动服和运动鞋。
- ☐ 整理好家庭环境和外部环境，以提高锻炼的积极性。
- ☐ 每天暗示自己积极锻炼。
- ☐ 先把能够激励自己越来越有动力的"犒赏"想好。
- ☐ 制订一个短期计划，提高锻炼的积极性。

既然你已经想好要将更多的锻炼活动安排在日常生活中，如果有机会好好表现自己，一定也很想好好准备一下吧！能够让你保持积极性的一个最重要因素，莫过于一双弹跳性很好的跑鞋和一套穿着很舒服的运动衣。你不必等待机会证明自己很活跃，完全可以脚踏实地做一些事情，时刻提醒自己保持积极性。大部分时间都能积极锻炼的人，总能很好地管理好外部环境，从而提高自己的积极性，帮助自己养成良好的健身习惯。

运动跑鞋

你应该买那种穿着舒服、鞋底支撑性好的鞋子，爬楼梯时不需要刻意换双运动鞋，有急事外出也不必一定以步带车，走得太快容易伤脚，理想状况下，你每天穿的鞋子一定要舒服。

很多鞋包生产厂商现在都着重于生产那种款式漂亮，弹跳性、缓冲性也好，走很长时间都不会累的鞋子。你买鞋子时，可以选那种穿着好看，走10分钟、2小时都不成问题的鞋子。如果碰到喜欢的款式，就多买几双不同颜色的，女性最好选那种鞋跟不是很高的鞋子；男性可以选择那种鞋面有弹性的鞋子。尽量不要穿板鞋，这样脚能够比较好地适应鞋子的松紧度和最大支撑性。下面有选择鞋子的技巧。

除了给自己买穿着舒服的鞋子，你可能还想买一些运动鞋，留在一些户外拓展运动项目中穿，尤其是运动员专用的慢跑训练鞋，它能适应各种类型的户外锻炼活动的运动强度。其他一些鞋子可能是专门针对某一项运动设计的。

- 冲刺鞋——这种鞋必须能够给脚提供非常充足的缓冲力，着地时不至于出现摔伤或者出线等其他一些意外。
- 垂直或侧向运动鞋——这种鞋子在设计时需要满足特殊的运动要求，比如能在步行、慢跑或网球、篮球这一类的侧向运动中，不断重复地垂直运动。
- 踝关节扭伤的风险——对于某些活动，鞋应该是可以防止脚踝扭伤的，其作用之一是降低脚踝受伤风险。

为了更为具体地说明不同类型鞋子之间的差异，我们来比较一下跑鞋、网球鞋和健身团体鞋的区别。

- 跑鞋有各种款式，它的设计要求只需要着重于稍微抬高脚跟、对脚背良好的支撑，鞋底舒适，鞋头宽大。大脚趾和鞋头之间至少有一个拇指长的距离才够宽敞，而一个倾斜的鞋跟，能够使灵活的前脚掌和脚跟更轻松地滑到鞋子里。

- 网球鞋需要足够的缓冲力，脚受到外部冲击时，鞋子能给脚掌和地面提供一个很好的缓冲，从而避免受伤。独特设计的鞋头能够防止磨损，在运动时有效对抗摩擦产生的阻力。最重要的是，网球鞋本身也需要广泛的支撑性，为侧向运动中脚踝的受力提供一些保护。

- 团体健身鞋对缓冲力的要求非常高，特别是前脚掌冲击比较大的运动，同时良好的灵活性和广泛的支撑性也很重要。对这一类鞋子而言，较高的鞋头能够更好地支撑运动时脚所受的侧向力，从而降低脚踝扭伤的风险。

正确选择鞋子的技巧

- 如果你是第一次买运动鞋，应尽量选择那种有导购的商店，他们能给你中肯的建议，而不是在一个折扣店里自己一个人对着几百双鞋子盲人摸象。卖鞋的人有一定的专业知识，能够回答你的问题，然后根据你的需求选出最适合你的鞋子。

- 在一家有很多品牌和款式可供选择的鞋店购买鞋子。

- 在晚上时去买鞋、试鞋，这个时候你的脚是一天中最大的。

- 带上你即将用来搭配鞋子的袜子一起去试鞋。

- 如果你还戴着矫正装置，那么试鞋子时还要带一双可拆卸鞋垫。

- 试鞋子时，脚尽量在鞋子里多活动活动，确保大脚趾到鞋头有足够多的空间，差不多一个拇指宽就够了。

- 系鞋带时，多观察一下穿过鞋舌两边的鞋带孔的距离是否适中，正常应该是1英寸（1英寸为2.54厘米，此后不再标注）为最好。如果系得比较紧，这个鞋可能就大了，你压根就没有什么空间把两边的鞋面给系起来；要是系时比较吃力，拉好久才能弄在一起，那么这鞋就有点小了，穿起来也一定会有点挤脚。

- 踮起脚尖试试看，保证鞋跟的防滑性比较好。

- 检查鞋底，鞋底主要支撑的是脚心部的前脚掌。

- 在鞋店周围走走跑跑，试试看鞋子穿着是否舒服、缓冲性能好不好，最好在硬质地面而不是在软地毯上进行试验。

- 把鞋带回家，晚上运动时穿几个小时，如果觉得不太好，赶紧拿回店中换一双更舒服的。要是找到了穿着很舒服的鞋子，那就留着它做模板，下次再买时照着这个买。你最好一次买两双留待以后换着穿，如果脚出汗比较严重，换着穿起码你还能有时间把它们拿出来洗洗晒晒，磨损率会比每天穿那一双鞋低至少一半。

时刻检查鞋子和脚

鞋子的磨损程度能够帮你更了解自己的脚，同时帮你选择更适合自己的鞋子。把鞋子放在一个水平的台面上，看它是怎么磨损的，大部分鞋子都是靠脚跟外部磨得比较厉害，但是你还是看看以下的具体区别。

- 正常——正常的磨损是均匀的，鞋子在平台上也是垂直放的。
- 内翻——鞋子向内倾斜，大脚趾和前脚的内侧边缘比较容易磨损。
- 外翻——鞋子向外倾斜，显示出小脚趾到脚跟前外侧磨损严重。

表 5.1 向你展示了如何鉴别你是否需要有特殊性能的鞋子的一个极佳方法。

如果你和那些健谈的慢跑运动者谈过他们的鞋子，那么你一定觉得他们是在聊汽车轮胎。跑步者通常都知道自己的鞋子能跑大概多少千米，跑多少距离后他们需要换鞋子。所有的运动鞋都是有寿命的，出现以下这些情况时，就可以考虑换鞋子了。

- 鞋底花纹都磨得差不多了。
- 后跟外侧穿到中底发泡了。
- 脚趾那边的鞋面变薄或者已经磨损。
- 锻炼后，你的脚会感觉到累，尤其是脚心部的前脚掌。
- 运动过或做别的事情后，你的小腿、膝盖、臀部会感到隐隐作痛。
- 你的每一双鞋子穿不到一年，有时候 10 个月不到就坏了，或者走不到 500 千米就得换一双。

表 5.1　　　　　怎么看鞋子的磨损程度

平衡程度	具体原因	解决办法
正常	在贴地面时，尤其是小腿运动时，前脚掌和后脚跟还是比较对齐的	不需要特别的稳定性和运动控制功能
内翻	脚尤其向内倾斜，脚的内侧首先着地，每走一步就向里滑动一下	要买的鞋需提供额外的稳定性和运动控制功能
外翻	脚过分地向外倾斜，脚的外侧首先着地，然后每走一步就向里滑动一下	要买的鞋对缓冲性能的需要非常大，因为脚不向内翻，抵不住冲击力对脚的影响。你还需要保持这种主要集中在脚外侧冲击力的缓冲

个 人 档 案

盖里，75岁

盖里参加过21次马拉松比赛，但是他现在最多也就是偶尔慢跑。如果你要去见盖里，你就明白他的生活方式有多积极了。他看上去很精壮，他走路都有股子精气神，就算他穿着运动夹克或者打领带，他也穿运动鞋，这就是他的商标。不管什么时候，盖里都会准备3～4双运动鞋。无论他在哪里，在做什么，他都能积极锻炼——在湖边的小屋里，在船上，在他的皮卡车里，在车库里，在妻子的车里或者在一个健身包里，他从来没有不穿运动鞋运动过。

好好照顾你的脚

长年累月的磨损和疲劳，鞋子又不大合脚、穿着不舒服，是老年人出现脚部问题的主要原因。类风湿性关节炎或骨关节炎，足部血液循环不畅，畸形和痛风（另一种关节炎）还会导致其他问题。看看表5.2中一些常见的脚部问题、引发它们的原因和病症。该表还提供了一些预防和治疗这些问题的具体技巧，使你的脚不必受到伤害，保持锻炼的积极性。

按照下面的这些建议，保持脚部健康。

- 用温水和温和的肥皂洗脚（不要太热），用柔软的干毛巾擦脚（脚趾之间更要擦干）。

- 用乳霜按摩，滋润你的脚。

- 在脚趾之间放一些防真菌粉，保持脚趾清洁干燥。

- 脚指甲保持轻微曲线，用指甲刀简单打理。

- 去看一下医生，检查一下是否有鸡眼或者胼胝，有的话立刻祛除。

- 选那种鞋面由柔软且强韧的面料制成，并且很合脚的鞋子；或者选那种防滑底的平跟鞋，穿着舒服又安全。

- 慢慢适应新鞋子。

- 每天大概步行1小时，以改善血液循环（并燃烧一些额外的热量）。

表5.2 老年人常见的足部问题

条件	病因和病症	预防和治疗
真菌和细菌引起的脚气，包括运动员的脚	导致发红、水泡、蜕皮和瘙痒，如果不妥善处理，可能会感染恶化，难以治愈	保持脚部清洁干燥，特别是脚趾之间的区域； 经常把脚暴露到空气中； 每天用除菌粉给你的脚杀菌； 在严重或复发的情况下，请借助医生的抗真菌药物处理
鸡眼和老茧	由于摩擦和压力引起的骨区域和鞋子之间的挤压造成的	穿合适的鞋子； 不要试图自己解决这些问题，特别是你还有糖尿病或者血液循环不良
拇囊炎	由大脚趾关节变形导致的肿胀和无力造成的	穿鞋面比较宽的鞋子，洗澡在浴缸里洗； 和医生聊聊，看要不要做手术或者静脉注射
甲沟炎	指甲修剪不当造成的	剪指甲时，保持指甲和脚趾头水平
灰指甲	年龄原因或真菌引起	不需要治疗
指甲刺	由于肌肉拉伤引起的，穿不合适的鞋子长期站立或者超重	使用适当的脚撑、脚跟垫、脚跟杯

如果感觉到小腿疼，更可怕的是，脚上也有越来越多的地方有这种疼痛感，可能需要用到矫形器。矫形器是在穿鞋时，把它随着脚掌和脚跟一起滑进鞋中，从而把脚矫正到正确位置上。足弓下陷的人最需要矫形器，矫形器有两种，一种是医生根据你的脚和平常穿的鞋专门定制的，还有一种是可以在专柜买得到的模型和支架。

在必要的情况下，为了矫正严重变形的脚，可能还需要手术。手术成功率很高，但整个过程还是很痛苦的，手术后的几周内甚至几个月内你都不能直立行走，这会限制你的活动，除非实在没办法了，否则还是不要轻易考虑动手术这件事。如果非要动手术，一定不要做负重活动，可以通过固定循环来维持肌肉的力量和耐力，帮助脚的恢复。

糖尿病是50岁以上人群中的一个常见的健康问题，如果没有控制、治疗糖尿病，会导致严重的足部问题。糖尿病会减少脚的血液供应，让你逐渐失去知觉。所以脚上的伤口或溃疡可能会被忽视，并不能尽快愈合，最糟糕的情况可能需要截肢。如果有糖尿病，每天都需要仔细检查你的脚，可以使用镜子检查脚底或者让别人检查你的脚。下面是检查脚的几个关键点。

- 温度的改变——热点。

- 尺码的变化——任何手按压的地方都会有肿胀和压痛的感觉。

- 皮肤破口——脚趾之间的水泡、伤口、溃疡或皲裂。

- 颜色的变化——蓝色、鲜红或者白斑。

下面特别给出了糖尿病患者足部护理技巧。

糖尿病患者足部护理技巧

做到以下几点。

- 每天晚上检查一下你的鞋子，看有没什么粗糙的硬物进到鞋子中了。
- 当心砖块、石头、绊脚物、家具腿。
- 每天都要穿袜子，而且要天天换。
- 补过的袜子或者袜子上有洞的，就扔掉吧。
- 选择吸湿排汗的袜子或脚踝处弹性较好的袜子。
- 保证脚是暖的，睡觉时也要穿上袜子。

下面这几点注意规避。

- 把指甲剪短一点。
- 用热水浸泡擦洗脚。
- 在脚趾之间擦一些霜或乳霜。
- 用热水瓶、加热垫或电热毯盖在脚上。
- 在脚上贴上胶带。
- 穿厚袜子，把它们翻过来，整理好脚趾之间部分的线头。
- 穿棉袜，棉袜可以吸汗排湿，减少磨损性。
- 即使是在沙滩上，也不要穿高跟鞋、露趾鞋或赤脚。
- 用类似碘酒、酒精、过氧化氢、泄盐等干燥药物擦脚。

运动服

锻炼的积极性很大程度上取决于你穿什么样的运动服，如果在家中做运动、在邻居面前或是在健身俱乐部，穿你觉得舒服的衣服就行。记住，把健身锻炼融入生活方式当中，一个非常大的好处就是不用换衣服，而且无论你在什么地方，你都可以运动。

进行户外运动时，选对衣服很重要，参加户外活动要记住穿这样的衣服。

- 浅色的。
- 宽松的。
- 轻便的。
- 层次分明的。

如果天气比较暖和，那就穿浅色的、宽松点的、排湿吸汗效果好点的快干类面料的衣服。如果天气比较冷，那就穿那种轻便的多层运动服。在轻便层下面穿一层真空隔热的保暖衣，然后根据自己的需要增加或减少衣服。

最里面尽量不要穿棉衣或是羊毛制的衣服，这些吸湿性较好的纤维会让你感到湿冷。选择聚丙烯类的织物，这些面料能很好地把皮肤表面的汗或蒸汽排到外层的衣服上，就算汗干了也不会觉得冷。添加一层羊毛或合成织物保暖，且保持运动的灵活性。外面那层衣服可以从防风防水的角度考虑，保证里层的干燥。如果你还是觉得湿冷，那就要采取特别的预防措施，尤其在天气比较寒冷时，运动服的颈部最好是雨衣材质的，手腕脚踝处要有一层橡胶垫圈，防止冷水进入皮肤和衣服。前襟的拉链可能导致散热，所以考虑穿一些带兜帽的毛衣外套。记住，保持干燥意味着可以更暖和、更舒适。

户外运动时，最好在腰上挂一个小包，装上一些备用物品，比如零食、零钱、钥匙、身份证、防晒霜、手帕等。如果你不确定什么地方有给水站，那么你还要带点水。肩上挂个给水袋带水很方便，其他的户外活动和体育运动，如骑自行车、登山步道、划船、游泳、滑雪、球类运动、高尔夫，各有一套特殊要求的服装和装备。

脱水和过热

运动量过大时特别容易脱水。对于老年人来说，脱水很容易引起更严重的问题，重度脱水甚至需要入院治疗。

在活动过程中，身体会产生热量、出汗，这些都是正常的。如果你穿对适合的衣服，温度和湿度自然不会超标，出汗只是为了冷却皮肤。如果你在炎热和潮湿的条件下锻炼，会比平时出更多汗。必须不停地补水，以免出现脱水。年纪大了之后，你就不能光靠是否感觉口渴来判断自己是否需要喝水。

脱水导致的过热和热中风都是很严重的身体问题，过热和热中风的症状提醒，参见第72页。脱水还会引起便秘等使肾脏问题恶化的身体问题，并导致血压下降。

服用利尿剂（"水丸"）、抗组胺药、抗抑郁药或其他药物也会导致脱水。饮用含咖啡因和酒精的饮料，也会使你失去水分，从而需要更多的水。防止脱水，你应该一整天都时刻准备补水。

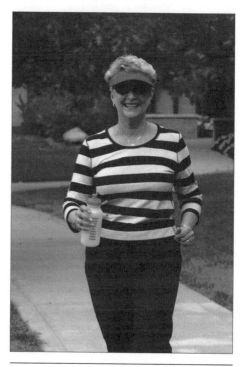

阳光明媚时做户外运动，别忘了戴一副墨镜和一定不会被风吹走的遮阳帽。

如果尿液变成深黄色，那就能判定自己是否慢慢脱水了。你的目标应该是每天喝6~8杯水。炎热潮湿的天气，活动前喝一杯水，活动后再来一杯。如果运动时间超过了30分钟，那活动期间还要再喝一杯水。

白开水是最好的饮料，其他不含咖啡因的非酒精性饮料，如果蔬汁、柠檬汁、低脂或脱脂牛奶，都算是流体。除非高强度锻炼了好几个小时，否则不需要买运动饮料，来补充出汗而流失的矿物质。如果有尿失禁问题，不要用少喝水解决这个问题，和医生谈谈你需要喝多少水、控制尿失禁有什么好方法。给自己点时间适应炎热、潮湿的天气或高空运动，此外，记住要穿适合你的活动项目的衣服。

过热和热中风的症状提醒

如果你在锻炼过程中有这些症状，赶紧停下来，去晒太阳，然后多喝水。

- 头疼。
- 头晕或晕眩。
- 犯迷糊。
- 行动缓慢、笨拙。
- 恶心或干呕。
- 肌肉痉挛。
- 出很多汗或根本不出汗。
- 打冷战。

加入健身团队，提高积极性

如果想每天都保持锻炼的积极性，那么有组织、有计划地进行锻炼对你肯定是有帮助的。行动计划5.1提供了一些能够达到目的的方法和建议。你最好能够给自己准备一些显而易见的提示或者贴个便签提醒自己在家、上班或者休息的时间，该锻炼的时间就提醒自己去锻炼。与此同时，你可能还需要把身边那些阻碍积极锻炼的因素都一一拔除或规避掉。

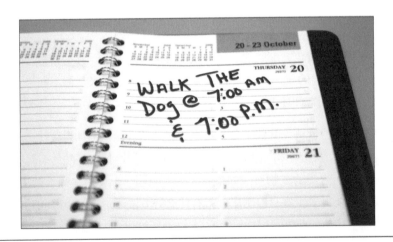

在日历上写上一些提醒自己锻炼的备忘录。

行动计划 5.1：提醒自己积极锻炼

好好看看下面这些提醒自己积极锻炼的建议，把那些对你有用的标记出来，在空白的地方添加自己的想法。在未来的一周内，确保每个新方法都试试看。

在家

_____ 锻炼的前天晚上，把第二天早上要穿的运动服准备好。

_____ 在你常去的几个地方，比如车库、汽车、货车等地方，放上运动鞋。

_____ 随身带着方便装东西的便携运动袋。

_____ 穿上在屋子周围运动的休闲运动衣。

_____ 在晚饭前后关掉电视，去散步。

_____ 下午，压根就别拿起报纸或者读邮件，散个步回来再看更好。

_____ 把你所有的运动服都放在一个抽屉中。

_____ 出去运动时，带上小冰箱。

_____ 运动过后，在浴室的镜子里好好看看自己的身体，给自己相应的肯定。

我给自己在家运动的提示

- _____
- _____
- _____

工作中

_____ 会议中场休息时，安排一些活动或者锻炼项目。

_____ 用日历提醒自己什么时候该锻炼。

_____ 在手表或电脑上设置时间，提醒自己每小时做一次伸展运动。

_____ 在布告栏上贴上照片，提醒自己做些体力劳动或健身锻炼项目。

_____ 穿舒适的、方便运动的鞋子。

_____ 保持弹性阻力带的弹性或小哑铃的正常运动功用，以方便随时拿出来锻炼。

我给自己工作时运动的提示

- _____
- _____
- _____

休闲时间

_____ 多点时间和那些积极向上的人在一起。

_____ 在车中随身携带一些运动衣物，尤其是运动鞋。

_____ 该请假去运动健身的，不要拖延。

_____ 选那种有健身设施的酒店入住。

我给自己休闲时运动的提示

■ _____

■ _____

■ _____

_____

个 人 档 案

鲁宾，59岁

　　鲁宾下班后习惯看电视，以前他总是很习惯进门后直奔冰箱，从里面取出一瓶冰镇啤酒，拿起报纸，坐在躺椅上，用遥控器打开电视。等老婆做好饭开饭前，他都这么躺着消遣。他们几乎每天都是边看电视边吃晚饭的，睡觉前他就一直躺在这躺椅上，该睡觉了才起身上床。某天他突然开窍了，要好好锻炼身体，所以对周围的环境做了一些改变，从而帮他养成了新的习惯。首先，他把步行鞋放在洗衣房中，这样他一进门就能看见了。早上读完的报纸就立刻扔掉了，他在冰箱上贴了个提醒自己步行锻炼的便签，然后里面放一瓶冷水，运动时带上备用。他在躺椅上放满枕头，这样他就不能躺下来了，又把遥控器交给了他老婆。他们商量一致后，决定饭前步行30分钟，然后坐在餐桌前好好吃饭，但晚上，鲁宾还是习惯看一会儿电视。他正考虑买一个骑行锻炼器，方便在看电视时骑行锻炼，但目前他还没有准备好去做。他想确保自己这么大的投资能够起到下班好好锻炼的效果。在下定决心前，他会花几个月的时间记录考察自己的想法和做法。

利用奖励机制来巩固锻炼效果

　　设置奖励机制对维持刚养成的新习惯以及实现新的目标都是很有帮助的，尤其对刚开始锻炼的人效果更显著。一般来说，成年人都不是很习惯给自己设置奖励的，我们会用奖励来鼓励孩子积极锻炼，却拒绝这样来慰劳、激励自己。

奖励分成两种形式，有形的奖励和无形的奖励，其中无形的奖励是不用花钱的。实际上很多人都觉得积极锻炼本身就是对自己的一种无形的奖励，无论对身体还是对心理都是如此。但在很多情况下，有形的奖励会比无形的奖励更有激励的效果。谁不喜欢得到礼物呢？你当然知道什么是对你最好的，不必花费太多，但一定要够特别。不管你的目标是什么，给自己的奖励一定不要是你能轻易买到的，如果给自己设置的奖励需要花当时根本付不起的钱，那么你可以把赚到这笔钱作为对自己的奖励。每天少存一点钱，日积月累，也能慢慢实现短期健身目标。所以，有些人会选择做一些本来要花钱请别人做的体力活，比如大扫除、洗车、粉刷房间或割草。

想要增加锻炼强度时，别人对你的支持还是非常重要的，同支持你的朋友一起分享自己的锻炼成果。看看下面列表中一些他人给的奖励，完成行动计划5.2，分清楚能让你更积极锻炼的有形或无形奖励等问题，应该能够帮助你弄明白哪些奖励对你保持积极性是有用的。

- 从朋友或者家人那里获得什么样的礼物？
- 如果有点多余的钱，你会怎么花？
- 想做点什么事娱乐自己？
- 你的爱好或主要的兴趣是什么？
- 做什么会让你感觉很开心？
- 你最害怕失去什么？
- 谁会为你实现锻炼目标而感到骄傲？

行动计划5.2：奖励——拿什么犒劳自己

下面是一些能够小小激励你积极锻炼的奖励机制，标出一些对你有用的，然后添上自己的一些想法。

无形奖励

_____ 把每天的健身锻炼目标写在"要做"清单上，完成一项就去列表中检查一项，并做标记，每完成一项，你都会很享受这种成就感。在日历上用彩色贴纸标记出完成计划的时间，给自己设置一些有形的奖励。

_____ 经常肯定自己的进步，时刻保持锻炼积极性。你应该经常对自己说："我看上去好极了，感觉也非常好！""我对现在这样积极锻炼感觉骄傲。"或者"我真的很开心！"

_____ 在日记或个人日志中，写上自己要积极锻炼的个人声明。

_____ 给自己一些奖励时间，每天提前10分钟完成计划，腾出一些奖励时间，周末你就有至少1小时的时间做自己想做的事，比如浏览跳蚤市场网购、去博物馆或去陶艺馆做点手工。

我还会想给自己下面的这些无形奖励：

_____

_____

_____

有形奖励

_____ 修脚，美甲，按摩，面部护理。

_____ 给自己买一款新的香水。

_____ 泡泡浴，尽情地泡在浴缸里。

_____ 买一些小玩意，如笔、围巾、领带、腰带或手镯，激励自己完成目标。

_____ 出去玩、听音乐会或看电影。

_____ 在家里或办公室里，给自己买一束花或盆栽。

_____ 在院子里种一棵小树或小灌木，看着它生长。

_____ 如果喜欢家用小工具，买些在厨房或工作室中用的小工具。

_____ 在你看得见的地方挂一个鸟巢或风铃。

_____ 如果替孩子照顾孙子，那就花点钱雇个保姆帮忙带几个小时，把这些时间留给自己支配。

_____ 给自己的车买些小饰件。

我还想给自己下面的这些有形奖励：

_____

_____

_____

奖励机制要在锻炼计划开始前就制订好。最初可以先制订一个短期的锻炼计划奖励机制，长远计划可以从长计议。下一步制订一个短期目标，并辅之以有效的奖励机制，然后再将这种奖励机制归纳到保持锻炼积极性的长远计划中。

涉及其他人的奖励方案

下面是一些你可以应用到自己计划中的奖励计制。

- 上一晚舞蹈课，第二天可以睡到早饭以后，然后去钓鱼、登山或者做其他的一些你喜欢的运动，但不要做那些可能影响到健身锻炼进度的事（比如吃汉堡、喝啤酒等）。
- 听从别人的赞美，并打心里感激他们，真诚地说声："谢谢大家的关注，我会更加努力增加自己的锻炼强度，我为现在的自己感到骄傲！"
- 给那些平时不经常联系的家人和朋友打一个温馨的长途电话。
- 去慈善机构做义工，为社会和他人服务、做贡献。
- 请身边的其他人给你一些积极的反馈，从而激励你更有信心地进行日常锻炼。

制订让自己更积极的短期目标

参考行动计划5.3并结合自己当前的健身运动水平，制订一个短期的锻炼计划。如果你刚开始增加运动强度，那先把注意力集中在短期目标上，实际点来说，就是1～2天、最多不超过1周的时间中，你能完成的运动量。由于前期要做大量的准备工作才能让锻炼这件事走上正轨，所以第一步行动计划可能不会涉及太多实际的锻炼内容，这没关系，逐步走上锻炼正轨，越来越积极地锻炼，这一阶段的准备至关重要。反复看前4章每章最后的"本章重点"中所概括的短期目标任务，也看看下面的"目标设定指南"。

如果现在的你已经有一个非常积极的生活态度，那么短期目标中还是应该包括健身锻炼。但如果你正准备尝试一种新的锻炼方式，初期可能会因为缺乏经验而屡试屡败、不断地从头再来，这种在不断摸索的过程积累学习的技能、改变提升的能力，会让你在保持锻炼积极性方面终身受益。

目标设定指南

- 设定的目标一定要具体，比如"本周连续抽出4天时间，每天散步10分钟"。
- 制订有挑战性的目标，但也不能遥不可及，先确定一下与你条件相当的其他人有没有能力完成这个目标，如果他们可以，那么这个目标就是现实的、可以达成的。

- 把目标写在纸上，参考行动计划5.3中的"军令状"或把你的目标写在日历或日志上。
- 向目标前进或达成目标前，先制订奖励机制，制订那种对你有意义的奖励机制。
- 把目标告诉其他人，让他们在你给自己拟的"军令状"上做个见证，让别人监督对计划实施是有很大帮助的。朋友除了给你支持以外，还可以在目标达成时给予你一些礼物作为鼓励。

行动计划5.3：我的"军令状"

示例：贝蒂（准备阶段）

6月13日这一周（第一周），我，贝蒂，将会完成以下任务，从而帮助自己增加锻炼运动量。

日期	我要做
周日，6.13	读一篇健身杂志上关于散步的文章，盘点好为健身锻炼准备的衣服或其他物品，把它们整理好放在一个抽屉中，然后确定好还需要购买的东西
周一，6.14	请明迪（有经验的步行者）周四和我一块去逛体育用品店，购买跑鞋。开始戴计步器，来跟踪评估我的运动水平
周二，6.15	用计步器计量每天走的步数
周三，6.16	用计步器计量每天的步数，反复斟酌自己的优点和缺点，促使自己变得更活跃、更积极
周四，6.17	用计步器计量每天的步数；和明迪去鞋店买跑鞋
周五，6.18	穿上我的新鞋，在住所附近步行10分钟
周六，6.19	高校操场跑道上约见明迪，一起慢走，从她那里了解如何开始日常步行计划，请她给我提些建议；请明迪喝杯咖啡庆祝我从下周开始的锻炼计划

完成上面所有的计划后，我会这样奖励自己：周六步行后，和明迪去喝一杯咖啡。

我会请明迪和我一起完成计划：她会陪我一起去逛体育用品店，买跑鞋或其他运动衣服。

签名：贝蒂　　　　　　　　　日期：6月10日

见证人：明迪　　　　　　　　日期：6月11日

我的"军令状"

＿＿＿年＿＿＿月＿＿＿日这一周，我，＿＿＿＿＿＿＿＿＿＿＿＿＿＿＿＿＿＿＿＿＿＿＿＿，将
会完成以下健身锻炼任务。

日期	我会做
周日	
周一	
周二	
周三	
周四	
周五	
周六	

完成上面所有的计划后，我会这样奖励自己：

＿＿＿

＿＿＿

＿＿＿

我会请＿＿＿＿＿＿＿＿＿＿＿＿＿像这样帮我一起完成：

＿＿＿

＿＿＿

＿＿＿

签名：＿＿＿＿＿＿＿＿＿＿＿＿＿　　　日期：＿＿＿＿＿＿＿＿＿＿＿＿

见证：＿＿＿＿＿＿＿＿＿＿＿＿＿　　　日期：＿＿＿＿＿＿＿＿＿＿＿＿

衡量你的优缺点

　　在第2章中，你了解了健身锻炼的利弊，也知道它对你目前的健身状况改变会起
到什么作用。在我们学习下一章前，先了解一下你的优缺点。附录部分囊括了表格的
副本，在每一列算出总数。看看你写在27页和28页的答案，和现在的答案做一个比
较。你能看到体育锻炼的更多好处吗？你找到更容易解决健身问题或打破瓶颈的方法
了吗？

如果优点得分超过缺点得分，那么恭喜你！你已经逐渐变得更积极了，以后运动时也会越来越有激情。如果你的两项得分基本没变，那么还是回去第1章、第3章，再看看锻炼对身体健康的好处，尤其当你慢慢变老以后，你会发现健身对延年益寿和独立生活的重要性真的是不容小觑啊！

小　结

你应该会认同，我们可以通过积极锻炼让自己的生活过得更好，让自己活得更长吧。在开始前，你还有什么其他的需求吗？你是否已经处理好身边的环境，从而帮助自己养成更好的健身习惯了呢？如果已经准备好了，那么为何不运用本章所学的理论知识，设置一个可以逐渐开始锻炼的短期目标呢？本章中，我们探讨了在开始健身锻炼前如何选择鞋子、配件和运动穿的衣服，同时教你采用哪些方法保护好你的脚。记住，如果还没有准备好，暂时不要做实质性的锻炼。如果需要更多的时间来做准备，那么你的短期目标可能不包括健身锻炼。如果认为自己已经准备好向一个更正式的计划迈进，下一章将会为健身计划的制订奠定一个良好的基础。在你向新目标出发前，别忘了给自己制订奖励机制，奖励对小孩子管用，对我们成年人同样也管用。

本章重点

以下是你在本章中学到的，并且能够应用到现实生活中的一些方法。在接下来的几天或几周内，尽可能践行本章提炼出的重点。

- 在健身计划开始前，先给自己准备一套合适的运动服，一双穿着舒服的运动鞋，看看鞋子是否符合运动的特殊需求：要怎么穿？如果磨破了、坏了，要买什么样的鞋子代替？
- 把计步器作为日常运动装备之一，每天运动时都戴上以监测运动量，过几周统计一下每周计步器的总数据，确保每天的平均步数都在增加。
- 想办法让自己在家、工作时、闲暇时都能有一个非常活跃的状态。下周，在每个方面都尝试一下新的思路。
- 写一个可以让自己更加积极锻炼的"军令状"，设定一个短期目标，你的计划最好能在一周内完成。
- 想想你要给自己一些什么样的奖励（完成这阶段的短期目标），以及将来为了激励自己积极锻炼而给自己的奖励，确保这些奖励对你都是有意义的。

❑ 继续考察锻炼过程中你的优缺点，你的优点列表会越来越长，而缺点列表则会越来越短。

❑ 践行无形奖励，让自己更加积极锻炼，看看75页的无形奖励，试着写一些你自己的。无形奖励会让你更自信，终生保持锻炼积极性。

第 6 章

有氧健身开发

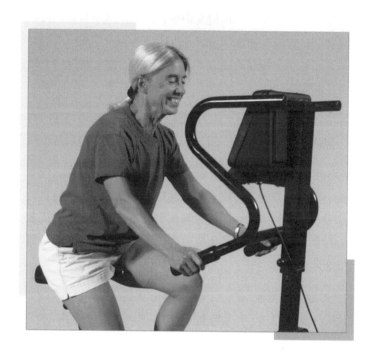

本 章 内 容

☐ 回想一下生活方式健身和结构性健身之间有哪些差异。

☐ 知道哪些锻炼方式对中老年来说最重要。

☐ 探索散步、游泳、水上运动或健身自行车骑行。

☐ 再做一遍做出改变准备情况调查问卷。

本书所介绍的内容大部分都是将健身锻炼作为一种生活方式来谈的，生活中的锻炼包括走楼梯、步行外出、在院子中干点体力活等。这些日常生活中的活动对提高锻炼的积极性是很有帮助的。虽然在日常生活中，这些活动都属于中低水平的运动（也会使人呼吸急促，汗流浃背），但它们能够帮你保持良好的整体健康水平，如果愿意，你完全可以多做一些这样的劳动。如果每天坚持至少30分钟的体力劳动，实现积极锻炼的目标就不是问题了。也不必一次就完成所有活动，可以每天做3次10分钟的运动，只要保证一天有30分钟的健身锻炼，能满足这个目标就可以了。这种运动方式最大的优势在于，你随时随地都可以进行体力劳动，完成一天的运动量。不用特意换衣服或者一定要选一个特别的地方，也不用做完运动后特意冲个澡，生活中的身体活动是不需要任何成本的。

记住，身体活动和体育锻炼还是有细微区别的，身体活动包括所有燃烧热量、消耗能量的运动，包括做家务、跳舞、园艺、游泳、爬楼梯、骑自行车或遛狗等，因为这些都涉及运动，就算是站着也是在运动。

体育锻炼是一种包括步行、慢跑、参加健身训练班、游泳、骑自行车、举重、伸展、瑜伽及其他一切积极的运动。体育锻炼其实就是通过重复某种或多种运动形式来改善身体状况。在本章中，我们开始研究一些体育锻炼形式，尤其是那些能够改善机体有氧健身水平的体育锻炼。

50岁以上人群健身的重要锻炼方式

身体素质是身体进行体力劳动的整体能力，通过运动或体育锻炼，使身体各方面的素质都得到改善和提高，达到健康水平。

健身有多种方式，本书将集中介绍几种对健康和减缓机体老化非常重要的健身方式，包括有氧运动、肌肉训练、关节柔韧性训练、平衡锻炼及使机体各组分都得到锻炼。如果还没有准备好把所有这些类型的锻炼都来一遍，那就和我们一起先来看看吧！本章要阐述的内容可以帮助你选出有效的锻炼方式。

- **有氧运动。**这个词本来的意思是"有氧气的"，肌肉（包括心肌）需要氧气才能运作，进行有氧运动时，你的心肺功能、血管都会很健康，能够迅速有效地将血液中的氧气传递给肌肉。每天健身锻炼的人身体都会很健康，很少会感到疲劳，他们得心脏病、高血压、中风、肥胖症、2型糖尿病和一些癌症的概率也会很低，即使各项身体机能老化，也能保证独立自主的个人生活。

- **肌肉训练**。肌肉训练包括肌肉力量的训练和耐力的训练，人慢慢老了，肌肉锻炼和有氧运动对保持身体健康和独立生活同样重要。肌肉力量的训练是在一段时间的集中训练过程中爆发出来的力量，从而达到健身的作用。力量训练是通过一些类似举起手臂吹头发或者梳理头发、用叉子把食物放进嘴里这类简单的练习。如果你几十年都没怎么锻炼过，导致很多肌肉已经萎缩，那你现在开始锻炼还是要由浅入深，慢慢增加强度，以免受伤。

完成行动计划6.1，检测一下你是否已经丧失了一部分肌肉功能，复杂的现代筛选排查（比如CAT扫描或核磁共振）都表明，不经常运动的老年人，其手臂和腿上都不剩多少肌肉了。值得庆幸的是，不管你多大年纪，我们都可以通过体育锻炼来恢复肌肉的力量。研究表明，即使是90岁以上的老年人，肌肉组织仍然是可以重塑的，有氧运动和健身锻炼可以帮助他们恢复身体的肌肉组织，增加肌肉力量，使之更加强壮。

肌肉耐力训练，就是不断地重复某一项和肌肉力量相关的运动。如果你正在做一项对肌肉力量要求很高的运动，这项运动你可能并不能坚持太久。举个例子，如果你通过不停歇地爬楼梯来锻炼身体，爬一层楼可能会比较容易，要是爬到腿软、肌无力的时候，那就不得不停下来走两步、歇两步了。

行动计划6.1：你有没有丢失肌肉力量？

从下面的这些选项中，标记出你觉得目前对你来说有难度的运动。

＿＿＿ 抱起一个小孩

＿＿＿ 把两袋杂货从车里扛到厨房

＿＿＿ 爬楼梯

＿＿＿ 搬一件笨重的家具

＿＿＿ 不借助任何外力，从一个很矮的椅子或沙发上站起来

在此处列出其他你觉得做起来困难的事：

_____

_____

如果这些任务有任何一项对你来说是困难的,那么你可能已经开始肌肉萎缩了,除非做出一些改变来扭转它,否则力量还会继续减少。除了失去力量,还会失去独立生活的能力,但只要有所行动,这一切都可以逆转。在第10章中我们会详细阐述一些恢复肌肉力量的方法。

- **关节柔韧性锻炼**。柔韧性是你能通过活动关节达到全方位运动的能力。如果经常做一些伸展运动,那么你现在应该还是很柔韧,这对于大多数年轻人来说,通常并不是什么大问题,一般都是关节"闲置"了几十年不运动,限制了柔韧性,说得通俗点就是关节"生锈"了,不大润滑。老年人手臂或肩膀上的关节缺乏柔韧性是很正常的,如果扭头向后看都感到困难,那么你的关节已经非常不灵活了。坐在躺椅上看电视时,可能并不会觉得这问题有多严重,但是费劲地想要把车倒出拥挤的停车场时,就会发现问题的严重性了。举另外一个例子,关节不灵活可能使你连弯下腰系鞋带都成问题,很多以前可轻松完成的常规动作现在做起都非常困难,甚至都做不到。

完成行动计划6.2,测试你的关节柔韧性,第10章我们提供了一系列改善肌肉力量、耐力和关节柔韧性的锻炼方法。

行动计划6.2:你的关节还灵活吗

从下面的这些选项中,标记出你觉得目前对你来说有难度的运动。

_____ 弯下腰系鞋带

_____ 弯下腰碰到你的脚趾头

_____ 转过头看向自己背

_____ 从后面拉上衣背上的拉链或紧固的文胸

_____ 举起胳膊吹头发或梳头发

_____ 背部伸展

_____ 趴在床上,把头扭向另一边

_____ 穿上一件合身的皮夹克

在此处列出其他你觉得做起来困难的事:

_____

_____

■ **平衡性训练。** 平衡能力就是身体在移动时还能保持直立姿势的能力。具有良好的平衡能力对上公车或下公车这些小而简单的动作而言都是非常重要的，如果你被一个障碍物绊倒或者想要抓住一些什么时，平衡能力能够帮你不致摔倒。对于65岁以上的老年人来说，摔倒是很多意外伤害甚至致死的主要原因，即使是50岁左右的中老年人群，尤其是更年期骨骼越来越薄的女性，跌倒都会导致骨折。

完成行动计划6.3的平衡力测试，你可以做一些具体的锻炼提高平衡力。一般而言，你应该多做一些躯干区（后背和腹部区域）、臀部、腿部以及踝部的锻炼，从而提高肌肉力量。

行动计划6.3：平衡力测试

单足平衡训练

1. 做这个测试时，站在一把椅子旁边或者让其他人帮你（代替椅子）。

2. 单脚站在椅子旁边，撒开扶着椅子的手，从1数到10。

3. 如果你可以保持平衡，尝试单脚站立，并闭上双眼。

4. 现在换到另外一只脚站立，闭上双眼看能否坚持数到10。

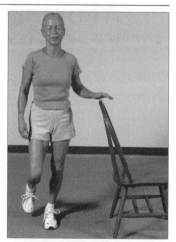

填写你的答案：

抬起左脚站立时，我可以数到＿＿＿

抬起右脚站立时，我可以数到＿＿＿

闭上双眼，抬起左脚站立，我可以数到＿＿＿

闭上双眼，抬起右脚站立，我可以数到＿＿＿

平衡力很好的人，可以在闭上眼睛、不扶椅子的情况下，单脚站10秒。如果不能，那么你可以通过锻炼改善自己的平衡能力，看看第10章的平衡练习指南，你一定能从中受益。

向前伸展

1. 右肩靠墙，双腿分开，与肩同宽，站立。

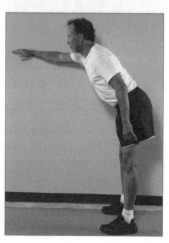

2. 举起右臂与肩同高，指尖触墙，够到标记的地方。

3. 保持背部挺直，右臂向前伸展。

4. 测算在脚站不稳前，指尖能触到的最远的地方的距离。

填写你自己的答案：

在失去平衡前，我可以往前伸＿＿＿＿英寸

平衡力较好的人，在失去平衡前至少可以往前伸 12～15英寸。如果你不能，那么摔伤的风险就会增加。参见第10章的锻炼指南，以改善平衡力，防止跌倒。

- **身体成分。**身体成分（脂肪和肌肉组织在身体内的比例）在身体健康和提高机能方面起到了重要的作用，对于老年人的健康而言，身体成分是一个非常重要的部分，从30岁开始，直到50岁左右（男性）或60岁（女性），人的体重平均每年增加1磅，过了这个年龄段后，体重会在几年内趋于稳定，随后开始逐渐下降。对大多数人来说，晚年体重下降并不是脂肪比例的减少，而是由肌肉和骨骼的损失引起的。比起那些体重保持正常的人来说，超重或体重过轻的人多多少少都有些身体问题。

勿忘青春

关于健身锻炼，你的想法和做法随时可能改变，我们这些生在20世纪30年代到50年代的人，现在可能还像小孩子一样积极锻炼。不像现在的孩子们，每天除了看电视或花很多时间在电脑前，我们那时候放学后的时间都花在了户外运动上，我们玩的大部分游戏都是类似红毛狗、捉迷藏之类，还有跑步。我们不需要运动器材、教练，当然也不需要裁判。我们都是根据周围的环境和时间自己发明游戏的，孩子们不需要像运动员一样训练。

回想几十年来你曾享受过的锻炼形式，不要把思维只局限在今天被认为是传统运动的运动类型上面，在行动计划6.4中记录你不同年龄段的锻炼形式，包括当时记忆中的所有感觉，在回忆的影像里看当年的自己，声情并茂地回想。你觉得当时的自己怎么样？如果条件允许，收集起那些年锻炼的老照片，把他们放在你每天都能看到的地方。

行动计划6.4：过去你都是怎么锻炼的

年龄	在空格中写下你当初热衷的体育锻炼形式，它们都是在哪里进行的，都有谁参与	哪些是喜欢的
6岁前		骑三轮车 踢球 游泳或滑雪 登山 越野 其他需要跑步的游戏 投球、接球
6～12岁		跳房子 跳绳 垒球 舞蹈课（拉丁，芭蕾） 体操 骑行 溜冰或滑旱冰 骑马
13～18岁		团队运动，如垒球、篮球、足球或英式足球 个人运动，如网球、高尔夫或摔跤田径或越野 野外郊游 垂钓 溜冰 参加乐队，游行演练阵容，或啦啦队 体操
19～29岁		团队运动，如垒球、篮球、足球或英式足球 个人运动，如网球、高尔夫或摔跤 郊游 垂钓 交际舞 溜冰或滑旱冰 和年幼的孩子玩耍 滑雪

个人档案

杰克，70岁

杰克高中时代曾是一名杰出的运动员，他擅长好几项运动，并获得了大学的田径奖学金，尽管现在他老了，而且因为膝盖受过伤，他不能跑步，也不能慢跑，但他仍然觉得自己是个运动员。退休后，他还是很喜欢打高尔夫、钓鱼、和孙子们一起玩耍、陪妻子一起去旅行。杰克高中时还是他们班上最好的舞者，他和他的妻子也是在舞会上认识的，他们现在还经常出去跳舞，而且通常都是舞场里跳得最好的一对。

萨拉，64岁

萨拉曾经是一个很乐观、很开朗的少女，她虽然不怎么参加体育活动，但她是一个乐队的鼓手队长。校园中每周几个小时的足球比赛都是正常的体育活动，她高中时代每年至少6个月都是安排得满满的足球赛。乐队没有比赛时，萨拉还是几乎每天都保持积极锻炼，练习指挥棒的指挥教程。萨拉最近报名参加了一个乐队，她发现课上的手法和动作和她十几岁时练的一样。现在，她很喜欢去当地一所高中的操场上跑步，甚至有时候她跑完步还会再做一会儿乐队练习。身在乐队中，音乐充耳，她好像又回到了十几岁的样子，继续保持生活的活力。

有氧健身运动

所有的健身类型都是很重要的，但我们现在先看看有氧运动的益处。

很多人会问："什么类型的有氧活动是最好的呢？我应该做什么类型的运动呢？"没有哪一种类型的有氧运动是最好的，正如你将在后续列表中看到的，有很多现在比较受欢迎的有氧运动类型，选一个你喜欢的尝试看看。

- 快走。
- 走台阶或爬楼梯。
- 登山。
- 慢跑。
- 游泳。
- 水上有氧运动。
- 赛艇。
- 团体健身课程。
- 骑行。

本章我们将集中介绍3个很受50岁以上人群欢迎的有氧运动——步行，游泳或其他水上有氧运动，健身自行车。第10章我们将集中讨论体育运动和娱乐活动。

步行锻炼

步行在所有年龄段的人里面都是最受欢迎的有氧运动，不仅仅是50岁以上的老年人，如果你过去一直不怎么积极锻炼，那对刚开始锻炼的你来说，步行绝对是非常棒的有氧运动；如果你从前也经常做一些体育运动或者健身锻炼，如慢跑或跑步，那么当你慢慢老去，步行还是你最好的选择。无论是体育运动还是健身锻炼，步行都是首选的有氧运动类型。下面是步行的一些好处，还将详细描述很多不同类型的步行，步行类型的选择取决于你运动的目的、速度和姿势（步伐大小、抬臂姿势）。

步行的原因

- 步行很容易做，不需要什么特殊的技能就可以开始。

- 除了一双舒适的鞋子，不需要再准备其他任何特殊物品。

- 你可以在购物中心、体育馆或机场，随时随地，室内室外，都可以进行锻炼。

- 因为步行很方便，而且很容易做，所以你更有可能把它作为日常锻炼项，它是很容易坚持的一项运动。

- 步行很安全，基本不会有什么不良影响，步行的不利影响只有慢跑的1/5，几乎不会使人受伤。

- 你可以通过增加锻炼强度，提高健康水平。

- 步行是一种负重活动，可以帮助练出强健的腿部肌肉和骨骼。

- 你可以步行更快或更长的时间，以燃烧更多的能量。

- 你可以单独步行，也可以约小伙伴一起步行。

- 你可以参加特殊的徒步活动和比赛。

- 步行有助于减轻压力。

步行的类型

步行有很多不同的类型可供选择，你喜欢哪一个？

站立和间歇性步行——做饭，在办公室上班或培训学习等，这些事情大部分时间都需要站立，有时候还需要走走。除了这些体力运动之外，试着每天至少站1小时。

散步或漫步（每千米30分钟或每千米19分钟）——购物、带孩子步行等这些运动被认为是低强度运动，但它们消耗的能量比站着或坐着还要多。

功能性步行（每英里20 ~ 30分钟）——这种类型的步行可能需要你去一些地方或者完成一项任务。功能性步行能够燃烧一些热量，同时可以使处在高度压力的你缓解压力。

快走（每英里9 ~ 13分钟）——这种类型的步行能够让你的健康状况得到显著改善，如果每天快走30分钟以上，效果更明显。

快跑或步行的作用（每英里12 ~ 15分钟）——这种形式的步行，通常能够增加手臂的锻炼，加快步伐时，运动强度也会增加。

步行小技巧

说到提供步行指南，听起来好像是件很奇怪的事情：步行本身就是件自然而然的事，学步是3岁小孩的需要。但是出于健身考虑而步行时，下面的这些指南对你应该还是有用的。

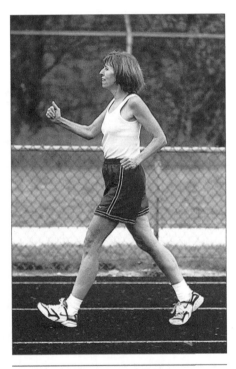

我们带着力道行走时，手臂和腿部都会额外做功，这样就燃烧了很多热量。

- 站直，头抬到水平位置，肩膀放松，想象一下自己笔直地站着。
- 腿向前伸，膝盖、脚后跟、脚趾都最大限度地放松，然后自然地活动关节。

- 试着手上不要拿任何东西，步行时双手在身体的两侧自由摆动，把钥匙、身份证、零钱或其他一些小物件放在一个包里，缠在腰上。

- 慢慢开始热身，然后加快步伐，大步向前快走。注意不要纵容自己只做直立或其他比较简单的动作，尽量让身体活动开来。

- 以每小时4英里的速度前进，保持身体直行，手臂自然摆动。加快步伐时，可以改变一下手臂弯曲的角度，肘弯曲的角度为90°即可，不必紧攥拳头；尽量放松，保持肘部贴近身体。

- 自然、有节奏地深呼吸。

不断改变步行方式

你可以以多种方式变换自己步行的方式，最简单的一种就是改变步伐或强度。举个例子，你可以先有力地走几分钟，然后再切换到普通快走模式走几分钟。在游泳池里散步是另一种步行方式，它能很好地刺激身体，水的阻力增加了步行的运动强度。走上坡路是在不加快步伐的前提下增加步行强度的最自然的方式，如果你所处的地区没有丘陵，那就试试用跑步机或爬楼梯代替，效果也是一样的。下面是一些户外步行的安全技巧。

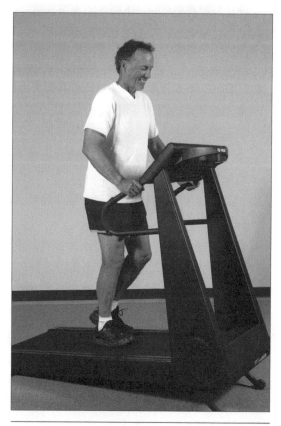

健身俱乐部或健身中心通常都会提供跑步机、台阶器或其他强健心血管的运动设备，这些机器有个优点：可以在一个特定的时间内，给自己安排特定的任务量，从而集中有效地进行锻炼。又因为这些运

只需握住手柄保持平衡即可。

93

动都是在室内的，所以你不必担心气候或者其他不利的外部环境因素。有些器材可以检测到你的心率，计算锻炼期间消耗的热量。

在跑步机或阶梯机上运动时，尽量集中精神保持平衡，把握好节奏，不能过快或过慢。有必要的话，握住手柄以保持平衡，然后放开手柄慢慢走，不要太用力。跑时直视前方，需要时减速或加速，不要一直保持匀速。如果你必须要握住手把，那么就得明白握着手把时，胳膊是不做任何功的，这样运动强度就会比不握手把时小得多。

户外运动安全技巧

步行是户外运动中最安全的运动之一，如果选择这项运动，那提前做好安保措施还是很有必要的。下面将给大家概括一些户外步行的安全技巧。

- 带上身份证或者在鞋子里面写上你的身份证号和电话号码，必要时，还需携带医疗信息。
- 运动时，不要佩戴贵重的首饰或其他贵重物品。
- 如果打算在外面运动很长时间，那还需要带些水防止脱水，第5章详细说明了脱水的一些症状和预防措施。
- 如果想戴耳机听音乐，那还是选择那种不防噪声的类型，这样汽车或其他潜在危险就能及时察觉了。
- 根据天气情况，选择合适的衣服。如果想在户外开始好一段时间的运动，那就先查好天气预报。
- 如果天气比较冷（风很大还结冰）或很热（气温高达32℃以上）或者阴天湿度比较大，户外活动还是要注意安全防护。
- 避免在雪地、冰面或烂树叶堆积的地方做运动。
- 避开中午很热时出去运动，最好涂点防晒霜，戴好帽子再出门。
- 考虑到空气质量因素——汽车尾气污染，花粉（如果你花粉过敏）和臭氧含量，清晨通常是一天之中最佳的运动时间。
- 计划好运动路线后，在熟悉的环境中运动，尽量选择那种岔路口比较少的地方。
- 需要穿马路时一定要小心，不要闯红灯，且务必走人行横道。

户外运动安全技巧（接上文）

- 时刻保持对危险状况的警觉，尽量避免到那些人迹罕至、杂草丛生的地方，也不要去那些光线不足的停车场或者流浪狗出没的地方。
- 尽量逆着车行方向走，这样你就能及时看到从前面开过来的车了，但在红绿灯路口或交通限道处还是要注意。如果是黎明前或天黑以后出去运动的话，最好穿上反光面料的衣服。
- 不用管别人言语上的骚扰，如果有陌生人朝你走过来，直视他，保持距离，继续前进。
- 相信自己的直觉，如果你感觉到不安全，重视这种感觉，赶紧离开那个地方。
- 天黑以后尽量不要出门步行、慢跑或骑行，除非你是在光线较好的运动跑道上。不要在光线不好的地方运动，就算穿着反光面料的衣服或带着发光装备，也还是很危险。
- 同朋友一起步行；如果你一个人运动，也要告诉别人你的路线和预计回来的时间。

水上运动

水上运动在50岁以上的中老年人群中非常受欢迎，在水里活动要比在陆地上活动更容易，患有关节炎的人在做水上运动时疼痛感也会减轻，在温水里运动可能还要更舒服一些。

游泳

游泳是一种非常好的健身运动，除了增强心肺功能，游泳还能让（肩膀、背部、手臂、腿的）肌肉更有力，作为一项生存技能，会游泳能够让你在做其他水上娱乐活动时更有底气，比如帆船、独木舟、皮划艇或潜泳。

游泳消耗的热量多少取决于划水方式、游泳的速度、游泳技巧，还有个人的机体组分（体脂比重）。初学者游起来会比较费劲，燃烧的热量自然也就比技术娴熟的游泳者更多。

就算你不是从小就会游泳的，现在开始学也不晚，很多人人生第一次上游泳课都是在50岁以后。游泳最主要的缺点就是对场地有要求，至少要有个游泳池或一个安全方便的自然水域。如果你习惯用游泳圈，那么你可能需要找一个至少25码（1码约为90厘米，此后不再标注）的游泳池。

很多中小学、大学、宾馆、社区娱乐中心、健身俱乐部都有游泳池，亚热带国家的一些地区夏天会很热，所以很多人家里就有游泳池。虽然家里的游泳池放不下游泳圈，但还是可以在里面做一些其他的水上运动，很多居民区的社区游泳池都是挨着的，空间集中起来利用后，运动起来就更宽敞了。

游泳的好处

游泳有如下很多好处。

■ 游泳运动能利用到你的很多肌肉群，比如肩膀、背部、腿部。

■ 比起步行、慢跑、骑行，游泳运动使得上半身得到了更多的锻炼。

■ 游泳是一项非结束式、非负重类运动，运动时关节也很舒服，尤其对那些关节受过伤的或关节炎、骨质疏松症患者，游泳时关节的疼痛感会减轻很多。

■ 尽管有个柔和的缓冲力，水的阻力仍然是空气的12倍，所以即使是缓慢的游泳，仍然能够燃烧大量的热量。

■ 应力骨折的风险为零。

■ 你也可以有选择地参加不同层次的锻炼。

■ 如果家里有游泳池或热水池，那么你一年到头都能运动。

■ 很多宾馆都有游泳池，旅行时游泳就是一件很容易的事了。

■ 技术娴熟的游泳者也会很热衷于其他水上运动，如帆船、皮划艇或潜泳。

除了泳衣，也要考虑到以下游泳装备。

泳帽——比起脸，它能让你的头发相对保持干燥。

护目镜——保证在水下能睁开眼睛的同时，防止水中的氯和其他杂物伤害到眼睛。

防水手表——计算运动的时间。

浮板——在你用手划水时，支持上身。

手桨——增加手臂和肩膀的力量。

脚蹼——增加脚踝和腿的力量。

浮标——游泳时对脚起到支撑作用，让你只需要胳膊用力。

水上的玩具（沙滩排球、排球）——增加更多乐趣。

水上有氧运动

除了游泳，你还可以做一些其他的水上运动。对于初学游泳的你来说，划水可能很枯燥，这些运动正好做个过渡，当然，也可以用游泳圈来取代这些运动，先试试看在水深及腰或及胸的水池里学划水。

- 在水池里走，同时手臂练习划水的动作。
- 从游泳池前面走到后面或者跳跃前进，有必要的话，可以扶着墙壁或借助浮板、绳子来保持平衡。
- 在水里慢跑，尽量做高抬腿运动，脚能踢到臀部最好，从游泳池的一边走到另一边，走8个来回后，再转个90°，向另一个方向继续，做任何可以增加手部重量的动作，手上拿些东西在水里运动（在水下抓住它们）。
- 踢向前面或侧面，伸直腿来回摆动。
- 向前或向两边踢腿，尽量抬高膝盖，就像拳击那样踢。
- 踢向旁边，提高膝盖，向旁边踢出去（"牛仔踢"）。
- 震颤式踢腿，靠着游泳池壁（任何方向）或让手在水下承重。
- 向前向后踢（踢球式）。
- 在水里扔球或玩游戏。

水上运动的技巧和诀窍

怕水是大多数人的通病，也是游泳者需要克服的最大障碍，你必须学会在水里放松自己，沉浸其中，自由行走。先试试看临水而坐，克服紧张感。

如果你还不会游泳，那就报班上课，学习正确的游泳步骤，很多社区都会有健身团队或者私人课程，都开设有游泳课程。对游泳技巧掌握得越多，你在水里就越能感到自信放松，至少有5种基础划水技巧：基础式游泳、自由泳、仰泳、蛙泳、侧泳，选择一种你觉得有趣的、最感兴趣的方式学习。

进行游泳或其他任何类型的水上运动时，我们需要遵循以下原则。

- 找一个水温适宜（28℃～31℃）的游泳池，水温太低会让你四肢僵硬，尤其是关节炎患者会感到非常的不适；如果一定要在冷水里游泳，那也要慢慢进去，等到身体渐渐适应水温了，才能开始游泳。
- 学着仰脸游泳，仰浮在水上，这样，只要你想，你随时都可以休息。

- 游泳时，脸也会沉在水里，学会适应这种感觉；戴上护目镜，这样就算你在水里睁开眼睛，也不会被氯或其他杂物伤到了。

- 游泳时，学会有节奏地调节好呼吸。

- 游泳前后，花些时间做一些简单的伸展运动，要想彻底放开了游泳，灵活性是很重要的。

- 学会使用运动强度和运动时间量表，这部分内容我们会在第9章详细阐述，它能全程跟踪游泳过程，届时你就知道游泳是一件多么辛苦的事了；在水下，脉搏跳动起来会更有压力，所以水下测量脉搏一般都不是很准确。

- 如果你和别人共用一个泳道，对其他游泳者要有礼貌。

- 如果你对游泳池里的水有过敏反应，那最好还是带护目镜和鼻夹，或者直接戴一个防水面具来保护你的眼睛和鼻子。

- 在下水前，要了解清楚水深以及其他任何潜在危险，知道上岸的梯子和浅水区的台阶在哪里；在开放水域游泳还是有风险的，可能会碰到水底的礁石、污染物、激流以及猝不及防的水温改变。

- 不管你水性怎么样，千万不要一个人游泳。

- 不断改变游泳方式，放松关节，防止从脚到膝盖、再到肩膀的关节由于过度使用而感到疼痛难忍。

- 游泳后，记得用肥皂好好地冲个澡，洗完后还要在皮肤上涂一层保湿乳，防止游泳池里的化学药剂引起皮肤表面的过度干燥。

- 如果游泳时耳朵不慎进水，及时使用含醋酸的非处方药进行处理，要还是疼痛不止，就需要去看医生了。

- 因为你可能还做了其他的运动，所以要勤补水，就算你整个人都浸在水里了，还是无法弥补运动造成的机体水分流失，因为游泳池里的水冲走了你的汗液，让皮肤一直保持清凉，所以出汗，甚至脱水都不易觉察；如果给水间不在附近，你还是自己带瓶水去游泳池那边吧。

- 在游泳池旁边或健身中心等其他潮湿的地方，一定要穿雨鞋或凉鞋，防止地面过滑而摔倒。

健身自行车

　　小时候，你可能非常喜欢骑行，尽管那时候你并不认为骑行是一项运动。对于那时候的你来说，自行车只是代步工具，它承载着你和你的小伙伴整个青春的美好回忆。

对于成年人，尤其是中老年人来说，骑行是一种非常好的有氧运动，它对身体素质和健身水平的要求很低。考虑到户外骑行还是有很多不确定因素，你可能会遇到一些障碍（自行车的耗损、交通路况不安全、需要很娴熟的驾车技巧、需要灵活使用车闸），我们先在健身自行车上试试看，下一页我们会详细解释健身自行车骑行的好处。

显然，骑行比步行健身效果更加明显，消耗相同的热量（以卡路里或千焦耳为单位），骑行会比步行走得更远。一般而言，消耗相同的热量，骑行要比步行多走至少三四倍的距离。

如果选择户外骑行，那就去公园或者附近的自行车道，顺着车流骑，遵守交通规则。戴一个大小合适的头盔，随身携带一瓶水放在车上，连续骑行超过30分钟以上，就要停下来喝口水。

健身自行车的类型

健身自行车是很多健身房或健身中心常见的强健心血管的运动设备，你也可以自己在家买一个，但是在不确定你会喜欢这种类型的骑行器并且愿意坚持锻炼前，我们不建议草率购买。太多昂贵的家庭健身器材最后成了摆设，成了家用晾衣架。在本书后面的章节，我们会详细给大家论述什么时候该买健身器材、买什么样的器材。现在，如果你对固定骑行感兴趣，可以先找一个有这种设备的健身中心试用一段时间。

健身自行车的类型多种多样，无论是个人用还是健身中心采购都可满足需求。有些骑行器就是仿真的自行车，还有漆制的表面，这种骑行器很适合那些喜欢户外高速骑行的人。现在很多骑行器还有比较宽敞的座椅。

另外还有一种健身自行车——多功能骑行器，它有个移动手柄，你可以像用腿一样用你的手带动踏板。多功能骑行器还会装备一个风扇，帮你吹干皮肤上出的汗，冷却渐渐燥热起来的身体。比起普通的自行车，多功能骑行器能带动更多的肌肉群，使得全身都能得到锻炼。

第3种叫靠背式骑行器，它最大的特点就是有一个很舒服的躺椅状坐垫，那可不是一般自行车坐垫可同日而语的，对于背部有问题的健身者来说，这款骑行器真是再合适不过了。靠背式式骑行器比普通骑行器、多功能骑行器锻炼肌肉的效果好多了，所以它的销量在所有类型的骑行器里一直是遥遥领先、供不应求的。

还有一种跟靠背式式骑行器类似的健身器材——Nu-Step靠背式步行器，这种靠背式步行器能够有效锻炼大腿内侧和外侧的肌肉，同时以步进代替旋转踏板，使小腿肌肉得到更好的锻炼。

好好衡量一下你适合用普通自行车锻炼还是靠背式骑行器，调适好坐垫的高度，这样在你蜷着脚蹬下面的踏板或踏步时，膝盖只需轻微弯曲即可，不会对关节造成太大的损伤。大多数骑行器都能通过转动把手或选择一个设定好的挡位来改变踏板活动的阻力，从而控制锻炼的强度，随时监控记录你骑行的速度、距离、时间，同时掌握你的心跳、心率，以及已经燃烧的热量。

借助健身自行车或靠背式骑行器的好处

- 这是一种非常棒的有氧锻炼方式。
- 你可以随时在家进行锻炼，非常方便。
- 不用考虑交通路况、空气污染、天气和其他安全问题。
- 你可以一边运动，一边读书、看电视或是听音乐。
- 它们都属于非负重运动，所以比起步行或其他负重类的运动，它们对关节的伤害更小。

骑行的技巧和诀窍

按照下面这些技巧骑行，保证你有一次安全愉快的锻炼经历。

- 开始前，做3~5分钟的小阻力蹬踏板热身，结束前，同样做个缓冲，渐渐减小强度。

- 配备一个圆形、旋转运动的踏板，如果再用一个脚趾夹上下蹬踏板就更方便了；大多数人在往下蹬时都会非常用力，踏板转上来时就不怎么用力了，尽量不要太关注上下蹬的那个动作，集中精力蹬踏板直到它惯性运动为止。

- 把脚轻轻地放在踏板上，肌肉开始用力，不要把所有的压力都放在脚上。

- 不要蹬得太慢，不然你的腿很快会觉得很沉、很累；要是蹬得太快，只是转动那踏板就能让你体力透支了。

■ 选择正确的挡位，保持平稳的节奏，坚持锻炼下去；开始时，你会发现保持每分钟转60 ~ 70周已经是你最快的速度了，经过锻炼后，每分钟轻轻松松就能转90周。大部分人可能会选择稍慢些的节奏（80 ~ 85转），少数人会觉得每分钟95 ~ 100转自己还能坚持下去，计数15分钟内踏板转动的圈数，然后乘以4，确定自己踩踏板的频率。

小 贴 士

比起户外锻炼，在室内借助跑步机、健身自行车、靠背式步行器锻炼时，会更容易发热（达到同一个温度）。在室外，空气流动能够很快冷却运动后身体散发的热量，室内借助器材锻炼时，最好在旁边放个风扇，这样就不会太热了，同时记住，大量出汗时就多喝水。

选择一项你喜欢的有氧运动

现在我们正在探索一些大多数人都喜欢的有氧运动，从中选择一项你最喜欢的，回答行动计划6.5提出的问题，它能帮你决定哪一个是最适合你的。这些都是精挑细选出来的、非常棒的有氧运动，以后有时间你可以把它们都试一遍，但现在我们先挑一个出来。

行动计划6.5：你会选择哪项运动

好好衡量一下这些有氧运动：步行、在跑步机上慢跑、登山、健身、游泳、水上有氧运动、健身自行车、靠背式步行器骑行。

回答下面这些关于有氧运动类型的问题，你给出肯定的答案越多，你现在就越需要活动。

■ 你有方便做这项运动的场地吗？

■ 如果你需要特殊健身设备，能及时买到吗？

■ 如果需要花钱，你能承担得起吗？

■ 如果你需要一些特殊技能来做运动，你愿意学吗？

■ 你会和同伴一起运动或加入一个健身团队吗（如果对你很重要）？

■ 你觉得你会喜欢这项运动吗？

你会选择哪项运动？ _____

为什么？ _____

_____

_____

_____

_____

_____

再做一遍做出改变准备情况问卷调查

这本书开头，我们就介绍了做出改变准备情况的问卷调查（参见第2～3页），你已经标记自己日常锻炼的起点了，一路走来，你现在离原点多远？是什么让你认真考虑健身锻炼这件事的？你已经实事求是地开始准备健身锻炼了吗？虽然大部分时间不是很积极，但你是否已经确定开始做一些锻炼了？你已经能够做到每天坚持积极锻炼了吗？

花点时间再做一遍这份做出改变准备情况调查问卷，标记下那些模棱两可、没有固定答案的题，你的回答能够反映出你正处于健身锻炼准备改变5个阶段的哪一个阶段。了解自己所处的阶段后，开始因时制宜地制订健身计划，专注于有效的锻炼技巧，从而帮助你坚持锻炼下去。

开始读这本书后，你又至少进步了一个阶段吗？如果刚开始你处于预准备阶段或准备阶段，至少过了30天后，你应该有所进步，至少应该进入下个阶段了，你完全可以轻松完成健身计划，如果你现在已经进入稳定阶段，那么恭喜你！如果你在前进的路上遇到了瓶颈，那么回到前几章开始的地方，重新审视一下本书所提的关键概念和运动技巧，表6.1会帮你尽快找到需要的信息。运动技巧分成两类：思考和感受的技巧、行为和做法的技巧，这两种类型的技巧都非常重要。

保持积极性，你才能继续进步，记住，想要一直保持积极性，掌握一些技巧或意志力是必备条件。

表6.1　　　　　　　　　　　　　**快速参考指南**

主题	本书中的位置
思考和感受技巧	
变得更"有文化":	
• 有规律的健身锻炼对身体健康的益处	表1.3，第6页
• 医生关于健身锻炼的建议	行动计划1.4，第15页
• 健身锻炼如何影响体重	第9～10页
• 特殊条件下的积极锻炼	表3.1，第39～42页
建立自信:	
• 分析过去成功改变的经验	行动计划2.1，第21页
• 利弊衡量表	行动计划2.6，第28页
• 做肯定的尝试	行动计划3.3，第43页
换个思路:	
• 健身锻炼中的积极与消极因素	行动计划1.5，第16页
• 理性想法代替胡思乱想	行动计划2.4，第25页
• 什么是"借口"	行动计划2.5，第26～27页
找到线索:	
• 记录你的锻炼日常	行动计划3.4，第44～45页
• 提醒自己积极锻炼	行动计划5.1，第73～74页
制订计划:	
• 目标设定指南	第77页
• 我的"军令状"	行动计划5.3，第78～79页
行动和做法指南	
监测进度:	
• 做出改变准备情况调查问卷	行动计划1.1，第2～3页
• 你每天走多少步	行动计划4.1，第50页
• 利弊衡量表	行动计划2.6，第28页
管理好时间:	
• 个人时间研究	行动计划4.2，第51～52页
• 回顾你以前的做法	行动计划4.3，第54～55页
• 如何保持生活各项平衡	行动计划4.4，第56～57页
• 我的健身方式	行动计划4.5，第59页
奖励自己:	
• 奖励——拿什么犒劳自己	行动计划5.2，第75～76页
• 涉及其他人的奖励方案	第77页

小　结

在本章中，我们讨论了对50岁以上的中老年人比较重要的健身方式，我们还提出3种提高有氧运动健身水平的方法：步行、水上运动和健身骑行。步行是一种理想的运动方式。如果你已经开始坚持步行、学游泳、水上有氧运动或健身骑行，这些健身方法，每一个都值得参与其中，每天都有成千上万的中老年人参与到这些锻炼活动中来。在后面的章节，你将学会如何制订一个高效的有氧运动计划。

我们会帮你制订一个计划模型，跟着计划走，你就能从容地开始有氧运动计划，已经开始健身的，也能重新细化你的方案。但在开始制订有氧健身计划前，应该好好想想要在哪里进行健身锻炼，在下一章中你会发现还有很多探索的可能性。

本章重点

以下是你在本章中学到的，并且能够应用到现实生活中的一些方法。在接下来的几天或几周内，尽可能多地做这些运动。

- ☐ 进行一次自我评估，确定自己的力量、灵活性、平衡性，如果需要从这些方面做出改善，那么这本书将会给你一些帮助。

- ☐ 考虑清楚你做的有氧运动的类型，我们的建议是：步行、上跑步机，游泳、水上有氧运动，健身自行车或靠背式步行器骑行。选一个开始锻炼吧！

- ☐ 继续佩戴计步器，监督日常健身运动的强度和进度，你每天的平均步数有呈递增之势吗？

- ☐ 再来一遍做出改变准备情况问卷调查，如果遇到了瓶颈，回到前面的章节重新理解本书所提的概念和技巧。作为一个积极锻炼的人，继续考虑如何坚持体育锻炼。

- ☐ 记得不断肯定自己。

第 7 章

找到合适的运动场地

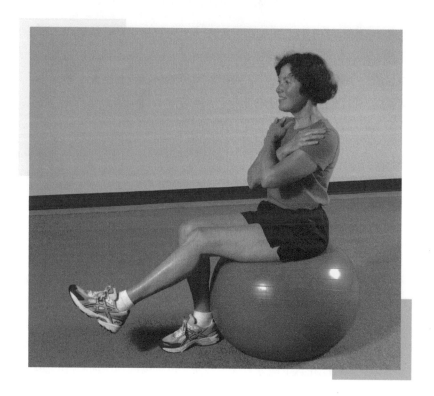

本章内容

☐ 找到对锻炼有利的运动场地——家里、社区健身中心、健身俱乐部。

☐ 为家里买些健身器材。

☐ 想清楚请私人教练是否有用。

☐ 经过评估后，选择最合适的健身产品和服务。

锻炼能让你感觉神清气爽、充满活力，但我们也发现有些人锻炼时，觉得锻炼不开心、很无聊，实际上这些是人们不积极锻炼的10个原因之一。当然，每天在同一个地方做同样的运动确实很无聊，但你完全可以有别的选择，你想想看，有那么多种类型的运动，我们可以随便选择运动场地，运动有无限可能，怎么会无聊呢？本章我们以递进的方式指导你逐步开展健身锻炼计划，必须搞清楚哪些对你有用、哪些没用。那么多丰富的资源，你只需要从里面找到对你有用的即可。

有趣的是，锻炼的范围其实很宽泛，如果更喜欢日常生活式的锻炼，不是很喜欢正儿八经的体育锻炼，那可选的范围可就非常大了，随时随地都能进行日常锻炼。日常生活式锻炼的一个很大的优势在于，类似做家务的活动本身就是一种锻炼，通过这种锻炼方式，既不耽误生活中的必做事项，又能有效进行锻炼。况且除非你想，否则都不用刻意换上运动鞋。

喜欢进行体育锻炼的人通常会比较倾向于去健身中心，现在，很多健身中心都在开班教学，尤其给中老年人群设计一些团队运动课程。除此之外，还有一些其他的优势，包括和别人一起锻炼，不会觉得孤独、难以坚持；可以使用很多不同的健身器材；如果锻炼过程中遇到什么问题，还可以求助工作人员。这样不仅能更好地激励你继续保持锻炼积极性，同时还能避免遇到紧急情况时救援不及时而导致的意外发生。

你可以根据自己的喜好，结合其他的一些实际问题来选择健身运动场所，你愿意开老远的车去运动吗？你在健身锻炼这件事上的预算是多少？你喜欢一个人锻炼还是和别人一起运动呢？你倾向于选择一天中的哪个时段进行锻炼呢？在制订健身计划时，一定要考虑周全，因为如果所选的运动场地既舒服又方便，各方面都符合你的个人需求，那么你更有可能在这个地方多待一会儿，也可以选择增加例行的活动量。

在家积极锻炼

家，应该是一个非常好的健身场所，在家里运动有利于养成坚定不移的健身习惯，通过行动计划7.1，测试一下你是否适合在家运动。

行动计划7.1：你是否适合在家运动

把在家运动的好处和弊端在表格里标记出来，除此之外，还可以添加一些你自己的想法。

好处	弊端
_____ 不需要大费周章地去其他地方运动，省时间	_____ 容易被家务或其他杂事分心
_____ 在家中锻炼既舒服又安全	_____ 容易被家人打扰，而且还没什么健身器材
_____ 健身中心的会员费省下来了	_____ 没人监督，有紧急情况也不能及时获得帮助
_____ 不必收拾一个健身袋出门	
_____ 想穿什么就穿什么，穿内衣也可以	_____ 没有大型健身器材可以用
_____ 做家务、陪孩子玩，和爱人或同伴出去玩时都能进行锻炼	_____ 不需要跟任何人互动，对积极性有影响
_____ 给家人做榜样	_____ 需要买些小体积的健身器材
_____ 锻炼完了，去自家浴室冲个凉	在此处填上一些其他值得一提的弊端：
_____ 啥时候方便，啥时候锻炼	_____
	_____
在此处填上一些其他值得一提的好处：	_____
_____	_____
_____	

你标出的好处比坏处多吗？如果是，那么在家锻炼就很适合你；如果标记出来的坏处比好处多，那么就不适合在家做健身运动，可能需要找健身中心或社区活动中心这些地方。

小　贴　士

50岁以上的中老年人定期将锻炼心得记下来了，下面是他们觉得健身效率比较高的几个地方。

在家	68%	社区活动中心	3%
上班时	12%	其他地方	10%
健身中心	7%		

在家锻炼的人们，通常会选择以下运动方式：

步行	54%	仰卧起坐	14%
家务	35%	举重器	13%
园艺	18%	跑步机	10%
院子里的其他活计	17%	骑行	10%

数据来自AARP 2002。

107

选择室外运动还是室内运动，这完全取决于你的个人爱好和对环境本身的感觉，如果觉得自己比较适合室内运动，可以从以下几点进行考虑。

- 你们家够大吗？能自由运动吗？

- 为了达到更好的锻炼效果，你准备好健身器材了吗？参考下一页的小型家居健身器材列表。

- 在家做家务、带孩子、打电话或工作相关的事会影响锻炼吗？要是觉得自己更适合户外运动，首先要确定下面这几点。

- 你家附近有没有一个安全、方便的运动场地呢？比如一条安静的人行跑道，公园，学校的操场，社区绿化带等。

- 户外运动时，天气状况、花粉、空气质量等问题会成为你的障碍吗？

- 如果天气和气候影响锻炼，还能找到别的地方锻炼吗？

在家锻炼时不需要约束自己。周末有时间可以出去有氧运动，早上天气还不错，也可以出门跑跑。如果天气不好或者你想换个方式锻炼，也可以在家跟着视频或者借助小健身器材锻炼。

要是经济条件允许的话，你可以在家买些质量不错的健身器材，这样你在家锻炼就更方便，运动项目更多，健身方案也会更有成效。如果你才刚好准备增加锻炼强度，应该考虑买一个大件的健身器材，比如跑步机或者骑行器。我们建议你这一阶段还是借助器材锻炼，如果已经积极锻炼有几个月了，应该能了解哪些运动方式对你最有利，就更清楚买什么样的健身器材比较好了。

小型家居健身器材

如果喜欢用健身器材锻炼，就先从小件的、便宜点的家居健身器材开始吧，可以用很多种小型的健身器材进行锻炼，提高居家锻炼的健身效果。下面所列出的都是低于50美元、一般人能买得起的健身器材，你可能还想去二手健身器材市场上看看能不能淘点成色不错的二手货，省下来的健身中心会员费绝对能买得起一个小件的健身器材。当然，你也可以变废为宝，把家里一些不用的旧机器改装改装，整合成一个锻炼器材。试试利用下面这些废品，变废为宝。

音乐——锻炼时听听音乐，你会更加享受这个过程，能坚持更长时间。要选那些比较能激励你的音乐，虽然激励效果可能没那么明显，但是跑步或骑行时听音乐，也是一个让人很享受的过程。尽量不要在户外步行或慢跑时戴耳机，因为如果你听不到外面的声音，很可能忽视潜在的危险。

视频——可以买到或下载到很多高质量的健身视频。在自己买前，跟朋友咨询点意见，让他给你推荐比较好的健身视频或者借过来试看一段时间，觉得还好就买一个。选一个跟你现在的健身水平相适应的视频教程，同时，确保视频教程是经过权威机构认证过，如美国运动协会、美国运动医学会或库珀研究所这一类。

瑜伽垫——一个软塑料材质的地板垫能让你锻炼时更舒服。市面上有塑料垫和织物垫两种地垫，织物垫的一个最大的优点就是比较容易清洗，塑料垫可能要经常用消毒剂清洗。被子、床单或者大毛巾都可以作为运动垫。

计步器——这种小而且不贵的健身设备很容易买到，计步器对计量运动量很有用。早上起床时就把计步器戴上，一整天都戴着，别拿下来，这样才能准确计量一天的运动量。回看第4章购买和使用计步器的详细信息。

台阶器——台阶器和训练凳也是哪里都能买得到，刚开始你就买一个每阶6英寸的台阶器，根据你的健身水平适度增加梯子阶高，但不可以超过12英寸。最好还是按照视频指导学习后，再进行锻炼。

心率监测器——要想知道自己精准的运动强度，心率监视器可能会帮到你。一般情况下，心率监测仪能计量出你的心跳（每分钟心跳次数）。用带子把监测器绕胸一周固定，电极紧贴着皮肤。有些心率监测器在机体的运动量超负荷时，还会做出提醒：是不是锻炼强度太大，需要停下来歇会儿；又或者如果你想的话，能否再加大力度锻炼（第9章，我们将会就锻炼强度范围给出更多的信息）。心脏监测器适用于那些刚开始步行的人，大概30美元一个，有更多功能的心率监测器可能要更贵一点，很多体育用品店和网店都有的卖。

哑铃——小型哑铃有很多种型号和款式，如果你想买哑铃，建议选择那种握着比较舒服的款式，选择几种大小不同的哑铃，如1磅、3磅、5磅、8磅、10磅。还可以从家里找一些不用的东西自己做一个哑铃，把旧钱包装满石子或者其他重物，或者把塑料袋装满水或沙子，就连厨房里的罐头都可以拿来做哑铃。第10章我们会重点讨论使用哑铃重量的问题。

负重绑带——如果因为关节炎或其他问题,不能轻松抓起哑铃,买一个负重绑带绑在手腕上,脚踝周围也可以用同等重量的负重绑带,但在用这种负重绑带前,最好还是咨询一下医生的意见,我们不建议脚踝部绑超过2.5磅的负重绑带。

弹性阻力带——很多体育用品店都能买到弹性阻力带,可以说有体育用品店的地方就有弹性阻力带,外出旅行或锻炼时,把它们装在包里就行。阻力大小和带子的厚度是成正比的,一般是根据颜色来区别阻力大小的,你可以只用一个阻力带,也可以多用几根不同阻力的弹性阻力带,从而获得更大强度的锻炼。开始时可以用阻力小点的弹性阻力带训练,随着运动强度的增加再加大带子的阻力。第10章我们会就如何使用弹性阻力带展开讨论。

瑞士球——这些大号的塑料皮球本来是给那些受伤或动过手术的人做康复训练用的,现在很多人都把它当成一种健身锻炼的新道具。

大型健身设备

如果你已经开始一些日常锻炼了,可以考虑买一个大点的健身器材回家了,你需要花点时间选择适合你的健身器材。当然,设备买回来后不能放着当衣架使,你得定期用它来锻炼,使它发挥最大的功能。

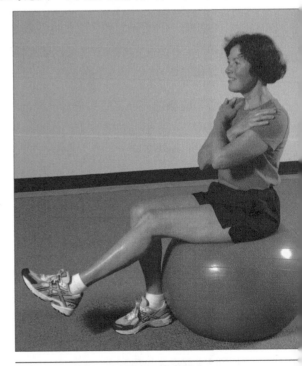

在器材店里试用几分钟仪器并不能够帮助你做出一个明智的决定,购买前,在健身中心或基督教青年会试用跟你考虑要买的相似的器材,请教健身教练这种器材的正确使用方法,有任何疑问都可以请他帮忙解答。试用设备后再决定购买,主要是为了保证你最终决定要买的健身设备确实是对你有用的、适合你的,不至于浪费投资。

如果你想买个健身器材回家,下单前仔细想清楚,尽可能让你的钱用到点上。和大多数有着多种功能和质量水平

瑞士球能够帮你强健身体躯干部的肌肉。

的商品一样，家用的健身器材可能会比较贵，你可以选择买一台二手的健身器材，这样可以省点钱。但这些设备可能都有点缺陷，毕竟不是全新的，有些专门出售二手设备的商店都会给出质量保证。将新设备和二手设备的成本进行比较后，你可能宁愿多花钱，也要买个新的设备回来。

行动计划7.2对3种不同型号的健身器材的功能进行了详细的比较，购买前可以看看下面的表格，以做参考。

行动计划7.2：大型健身器材购前调研表

在下面每款设备对应的问题答案框里，写上是或否。

问题	设备 A	设备 B	设备 C
商家是否提供完备的客服保障服务（免费电话或网站指导）？			
这些器材的保修期在一年以上吗？			
保修期能免费换零件吗？包换期为多久？			
器材需要的电压跟国内常用电压匹配吗？（110～120伏特或220～240伏特）？			
器材看起来结实吗？问清楚它的最长使用期			
器材的价格在你预算范围内吗？			
有更多的钱买好点的器材吗？			
设备具有可调节性吗？不同年龄、健身水平的人都可以使用吗？灵活性真的很重要，这样家里的其他人也能使用器材啦！			
练习说明、替换零部件、视频教程都齐全吗？说明书通俗易懂吗？跟着做容易吗？			
器材使用起来安全吗？操作是否方便呢？买前最好自己试一试			
这么大的器材，你们家能搁下吗？			

问题	设备 A	设备 B	设备 C
器材方便搬运吗？易保养吗？			
器材是组装的吗？容易装吗？			
机器运转时的噪声大吗？			
在此处添加一些你自己的想法：			

社区健身中心

　　查看当地的报纸、城市指南或网络信息，看看你住的社区附近哪里有户外运动区域和设施能够进行安全有效的健身训练。通过行动计划 7.3 调研你住的地方附近的健身场所，很多健身组织都很欢迎新加入人员，也很愿意给新人提供一些设备和锻炼技巧上的帮助，从考虑锻炼阶段你能做的或者已经做过的事情开始。

行动计划 7.3：搜集社区附近的健身场所

　　在下面的表格中列出社区附近健身场所的名字和地理位置，把你找到的社区健身中心圈出来，接下来的几周时间里，尽量去实地考察看看，安排好日程后在日历上做好标记。

位置	说明
健身中心	
高中、学院和大学	
社团或俱乐部	
公园或娱乐中心	
其他	

个人档案

埃塞尔，72岁

埃塞尔最近常常会产生加强锻炼的念头，自从去年丈夫去世，她就一直想多交一些朋友。埃塞尔让她的儿子在网络上帮她找找看当地的户外步行小组，他找到了一家在百货市场那边的老年人步行俱乐部，他们每年冬天会组织集体步行活动。下面是埃塞尔填在表格中的社区健身中心的一些具体信息。

俱乐部或社团 老年人步行俱乐部—M购物广场 电话：506-362-4752	商场早上7点开门；直接进入第二大道；俱乐部有200多名会员，但是每次步行的人数都不到20，入会需要收取T恤和运动水壶的费用。由纪念日医院赞助组织每月免费测一次血压；很多人运动过后都会去商场的咖啡店喝上一杯

尽管很紧张，埃塞尔还是迈出了第一步，她拨通了网络上查到的步行俱乐部的电话。一个叫帕提西娅的和善女子接了电话，她跟埃塞尔详细介绍了俱乐部，邀请她第二天和他们一起步行。现在，埃塞尔坚持每周和他们在商场走3天，她非常喜欢和这些新朋友在一起锻炼。步行俱乐部的朋友们帮她度过了漫长、寒冷的冬天，因为他们，她比从前更加热爱生活、热爱运动了。

健身中心

如果觉得自己更喜欢在健身中心锻炼，可以选择一个设备齐全的大型健身中心，行动计划7.4能够帮你搞清楚自己是否适合在健身中心锻炼。

行动计划7.4：你适合在健身中心锻炼吗

对你而言，在健身中心锻炼有哪些优点和缺点，把它们标记出来，再在空白处加上你个人的一些其他想法。

在健身中心锻炼对你而言优点多一些还是缺点多一些？如果优点更多，本周定一个时间，去你附近的健身中心看看，在里面试锻炼一会儿。打电话或拜访健身中心时，可以参考行动计划7.4里列出的一些示例问题。

优点	缺点
＿＿＿ 能够多和人沟通，多交新朋友	＿＿＿ 还要去另一个地方
＿＿＿ 和别人一起锻炼时，能坚持得更久	＿＿＿ 要找一个地方停车
＿＿＿ 有专业的健身教练监督指导	＿＿＿ 要花钱
＿＿＿ 运动时受伤了，能够及时获得救助	＿＿＿ 要签合同
＿＿＿ 可以尝试更多健身器材	＿＿＿ 可能要花一些冤枉钱
＿＿＿ 能够得到更多专家建议和有经验的培训师的指导	＿＿＿ 大部分情况下，健身中心都很拥挤
＿＿＿ 及时参与专业的健身项目和讲座	在此处列出一些表里没有的其他缺点：
＿＿＿ 及时总结，及时纠正偏差	＿＿＿＿＿＿＿＿＿＿＿＿＿＿＿＿＿
＿＿＿ 有作为单间的梳洗设施	＿＿＿＿＿＿＿＿＿＿＿＿＿＿＿＿＿
	＿＿＿＿＿＿＿＿＿＿＿＿＿＿＿＿＿
在此处列出一些表里没有的其他优点：	＿＿＿＿＿＿＿＿＿＿＿＿＿＿＿＿＿
＿＿＿＿＿＿＿＿＿＿＿＿＿＿＿＿＿	＿＿＿＿＿＿＿＿＿＿＿＿＿＿＿＿＿
＿＿＿＿＿＿＿＿＿＿＿＿＿＿＿＿＿	＿＿＿＿＿＿＿＿＿＿＿＿＿＿＿＿＿
＿＿＿＿＿＿＿＿＿＿＿＿＿＿＿＿＿	

如果你确定自己更喜欢在健身中心运动，在做决定前，先考察几个健身器材，打电话问以下这些问题。

- 费用（通读合同和免责声明，核实健身中心对外公布的费用价格明细表）。
- 简介和各项设施。
- 目前的会员人数和场地规模。
- 有没有给老年人特别准备的运动项目或服务。
- 有否培训一批工作人员专门服务老年人群体。
- 有否经过国家权威组织认证，如美国运动协会、美国运动医学学院或库珀研究所等。
- 和中心的工作人员约个时间，当面沟通一下，看一下健身器材。

选择不超过 3 个器材进行考察，抽个时间去看一下，如果你倾向于在下班后健身，还是避开高峰期比较好。千万不要在有压力的情况下做决定，有些人会以特惠折扣诱导你，一个劲地价格轰炸，逼你当场签合同。对付高压营销要提前有所准备，不能任人摆布。良心商家是不会这么做生意的。在你考察现场时，不妨借鉴一下行动计划 7.5 提到的一些重点。

行动计划7.5：健身设施考察表

针对每一个设施提问，给出是与否的回答。

问题	器材 A	器材 B	器材 C
便利性：健身器材好用吗？健身中心离你工作或住的地方近吗？			
时间：健身馆营业的时间你有空过来吗？			
停车位：有多余的停车位吗？			
健身器材和设施：俱乐部有健身设施（游泳池、壁球场、体操房）或其他你想用的健身设备（自由力量设备、力量器材、有氧设备）。			
空间：淋浴房、更衣室、健身房、网球场或跑道等地的空间够大吗？			
可操作性：你去考察时，空间和设备都能用吗？			
物理情况：那些器材和设施干净整洁吗？保养得怎么样？各项功能都没问题吗？			
空气质量：健身高峰期，健身中心的温度、湿度、通风状况还好吗？			
健身课程：健身中心除了可以进行体育锻炼外，能提供全身运动课程吗（心脑血管、力量训练，柔韧性训练）？有专门给老年人准备的运动课程吗？			
专属服务：健身中心提供全面的健身服务吗？包括健康状况评估、健身目标制订、行动计划、理疗方案、关节炎治疗方案、心脏复健、减肥项目、营养咨询等			
工作人员：工作人员经验丰富吗？整体素质高吗？是否有权威机构颁发的从业证书，如美国红十字会（心肺复苏急救）、美国体能协会（NSCA）、美国运动医学会（ACSM）、美国运动协会（ACE）、库珀研究所？工作人员自身身体状况好吗？他们态度怎么样？可以请私人教练吗？			

续表

问题	器材 A	器材 B	器材 C
后勤体系：你在那里锻炼能得到各方面的支持并很好地坚持下去吗（项目认知、比赛挑战、监控设备、娱乐设施）？			
安全保障：健身中心重视安保吗（有没有公布一些安保政策）？			
开销：会员费你承担得了吗？有隐性消费吗？必须要签订合同吗？			
在此处加上一些你自己的想法：			

私人教练

很多人会选择请私人教练帮助自己健身，健身教练会有针对性地为雇主制订健身计划并监督实施，时刻掌握锻炼进度，直至达成健身效果。教练可以在家里，也可以在健身中心对雇主进行一对一健身指导。费用为每堂课25～100美元不等，取决于课程的时长、起点、教练的健身指导经验和被认证水平。购买一套服务会比单次服务性价比更高，一些健身中心会在新会员加入的同时给他们安排私人教练体验服务，如果你觉得这种服务比较好，并且自己又能负担得起，体验期结束，你自然会购买服务。

尽管聘用私人教练好处很多，但还是有很多潜在的缺陷，除了费用较高之外，还会导致会员对教练产生依赖，影响锻炼的独立性。有些人甚至只有在私人教练的指导下才愿意运动，如果某些原因中止了

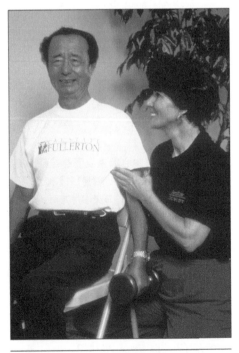

你需要并喜欢私人教练的指导吗？

和教练之间的合约，他们可能就放弃当前的锻炼计划了。

　　聘用私人教练前，先问自己几个问题：我的经济能力能负担几个阶段的服务？经过这几个阶段的指导训练，我能获益多少？有了私人教练，我就能有规律地展开高效的锻炼了吗？锻炼的成果会比我自己锻炼更好吗？要是我终止了服务，自己还能继续坚持锻炼吗？

　　决定聘请私人教练前，先和几位教练面对面沟通看看，首先确定一下自己是否真的需要，另外结合实际情况考虑上面的几个问题。借鉴行动计划7.6列出的几个问题和私人教练面谈，比较几个教练的优劣，在下面加上其他对你重要的一些观点。

　　这很有可能会影响到你的决定：是否喜欢私人教练，是否考虑跟他（她）一起锻炼。在你决定聘用他（她）前，先体验一段时间他（她）的服务，确保对方是一个合格的教练，且一定能帮助你更好地实现健身计划。

行动计划7.6：问私人教练的几个问题

问题	教练 A	教练 B	教练 C
你有哪些证书？让教练拿出他的证书，包括急救证书和心肺复苏证书，不要聘请一个没有证书也没有在心肺复苏方面受过培训的人做教练			
你做私人教练多长时间了？你服务过跟我差不多年纪的（或者有＿＿＿健康问题的）人吗？可以跟他要一些他以前服务过和现在正在服务的客户名单			
你有职业责任保险吗？			
在你们指导一个客户开始健身计划前，会进行疾病筛查和健康评估吗？			
你制订的健身计划包括哪些内容？包括有氧健身、肌肉健美和平衡性锻炼吗？			
你会给我量身定制一个健身计划吗？			

续表

问题	教练 A	教练 B	教练 C
什么样的健身计划能够让我在特定时间内看到效果（比如6个星期内）？			
我们什么时候、在哪里开始健身计划？			
（要是有部分锻炼要在健身中心进行）你和健身中心前有什么联系？			
每个小项目大概多少钱？我一定要签合同吗？			
我可以随时中止计划吗？如果我取消了约见，那天的费用还要支付吗？			
如果我在计划实施过程中受伤了，该怎么办？			
在此处添加一些其他的问题：			

关于健身产品和服务的真相

开始购买各种健身产品或服务时，你可能会对对方摆出的东西感到很新奇，但不幸的是，你在那里看到的健身产品和服务并非所有的都像电视机、收音机或畅销书上写的那样或是热门网站上发布的那样可靠。本着对任何事情都速战速决的原则，人们没有耐心在科学的健身产品和服务的开发上多下功夫。

需要注意的是：不要完全相信你看到或听到的，"消费者提醒"就是一个非常好的建议，为了评估出每一个健身产品的可靠性，你可以就下面几点对他们进行提问。

- 这些证书、培训、经验证明是哪个机构颁布的？就算是业内有名的先进教育或医学家也可能提供错误的信息、混淆视听，且并不是所有的教育机构和非营利机构都是权威可信的。没有经过具体培训，又不是某个特定领域的专家，这种名人的担保是没有任何价值的。他们可能收了很多好处才给产品做宣传的，一定要留心那种花钱买的证书。
- 他们有没有把自己说得太好，好得让人难以相信？他们有没有非常轻而易举地做出承诺，容易得让你产生怀疑？如果听起来都失真了，那可能真的就是假的！

■ 你是在哪里听到的这些广告？有些媒体在刊出内容前，都会仔细审校消息来源及真实性，专业科学评审期刊还是很可信的，只是大部分人都不会去看。很多期刊、媒体会引用一些科学事实，但却常常歪曲其研究成果，断章取义、误导读者。不知道从什么时候起，软文成了信息营销的共同来源，越来越多的买家被它们迷惑，从而被误导消费。他们会选择扬长避短，把优点吹得天花乱坠的，那些不好的地方就绝口不提了，这样的广告投放到权威媒体，观众想不被骗都难。

小　结

恭喜你！你已经读完本书一半的内容了！了解了很多健身运动的基础知识，这些对你的健身锻炼是非常有用的。如果身体有特殊状况，你知道具体该怎么处理；也知道从哪里开始锻炼，如何找到你一天中最适合锻炼的时间；了解到对于中老年人来说，哪些健身运动是比较重要的，去哪里运动效果会比较好等内容。开始准备健身计划前，你会向朋友和家人寻求帮助吗？要是以前有过较为成功的健身经验，就会发现在锻炼过程中，其他人的帮助真的很重要——有经验的老师、教练、父母、爱人或朋友等，他们会在你的锻炼中起到非常积极的作用。下一章我们着重要讲的就是如何从别人那里获得帮助。

本章重点

下面是你在本章所学，并能应用到现实生活中的一些方法。在接下来的几天或几周内，尽量按照它们的指导来做吧。

如果正准备开始锻炼，首先选一个你觉得自己能接受的健身场所；如果想到离家有点远的地方锻炼，一定要找一个安全方便的地方。本周列出一个拜访计划，打电话给你感兴趣的健身中心，最好还是亲自去一趟。

☐ 如果想在家健身，完全可以考虑购买一个小型家用健身器材，在保证自己已经能够积极锻炼且确定需要借助器材锻炼前，不要轻易下手。

☐ 如果已经锻炼一段时间了且状态很好，可以在自住社区附近考察一下，看看有没有能进一步提高积极性的新健身场所。如果有很多选择，那么这个月至少去尝试一次新场所。

☐ 要是觉得自己更喜欢跟着私人教练锻炼，不妨先和健身中心的健身指导员聊一聊，了解一些他们的基本信息；也可以跟朋友打听一下他们认识的健身教练，让他们推荐一个比较好的教练。做决定前先体验一下他的服务，看看他的专业程度。

第 8 章

和朋友一起健身

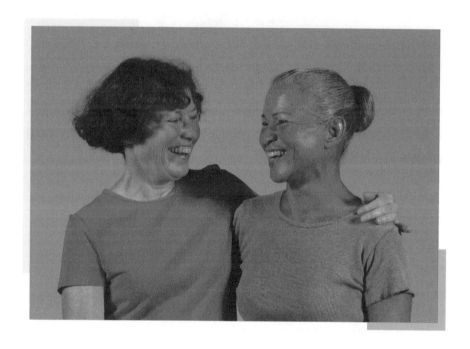

本 章 内 容

☐ 制订健身计划时，把朋友也考虑进去。

☐ 制订健身计划时，与朋友沟通一下你的想法。

☐ 让健身锻炼变得更有趣。

逐渐养成好习惯并坚持这个习惯时，人们是需要一些外部支持的，包括一些日常锻炼。千里之行，始于足下，迈出第一步最需要支持。在本章中，我们将着重介绍如何借助朋友之力提高自己的锻炼水平。你可能很想有个同伴或者干脆加入一个健身团体，又或者当你出去散步时，需要有个人帮你做做家务。无论你是组团锻炼，还是单枪匹马，健身锻炼本身就是其乐无穷的，相信锻炼会让你感到非常开心。

请别人帮忙

先问问自己：喜欢和别人一起锻炼吗？很多人都反映，和别人一起锻炼会让锻炼的过程更有趣，更能坚持下去。如果你怠惰，不愿意锻炼或者跳过了某部分锻炼内容，都会有人提醒你、敦促你，让你能够更好地坚持下去。很多人都说如果旁边有人看着，他们肯定会更加卖力地表现自己，锻炼水平自然就提高了。本章给出的建议能够帮助你更好地坚持锻炼。

有个同伴或有个组织，确实能帮助你保持锻炼的积极性和主动性，但是对于日常生活中的锻炼可能还需要其他方面的支持。下面是一些朋友、爱人、家人或一起锻炼的小伙伴能够帮助你保持积极锻炼的几个方法。

- 承担部分家务，让你有时间出去锻炼。
- 关注你的锻炼进度，不断给你鼓励。
- 提醒你锻炼。
- 当你取得进步时，可以给你点奖励。
- 当你不想坚持时，能随时给你提醒。

个人档案

苏珊，58岁

苏珊和她的朋友凯伦一起锻炼有5年了，她们每天早上6:30会在附近的一个拐角处碰面，然后一起走上45分钟。后来，苏珊换了份新工作，也搬离了那座城市。搬家几个月后，苏珊发现自己不像以前那样积极了，早上例行的步行锻炼她也不太能坚持下去。她这才意识到，有个人陪着一起走对锻炼大计而言真的太重要了。苏珊经常会在街头看到一个女人独自一人散步，但也不是经常看到她出来，所以她想问一下那位女士愿不愿意每天早上定一个时间一起散步，她的新邻居欣然答应了。苏珊给凯伦发了封邮件，告诉她自己的日常锻炼又重回正轨了，她还让苏珊每周发一封邮件监督一下自己的锻炼进度。

罗伯，72岁，伊夫林，73岁

罗伯和伊夫林都是单身，他俩第一次见面还是在市中心公园的跑道上。那是一个秋高气爽的早晨，现在他俩谁也记不清当初是怎么搭上话的了，但是他们很享受每天30分钟边走边聊的锻炼时光。那天，伊夫林结束了自己的步行任务，罗伯上前问她是否愿意一起在附近的餐馆吃点早饭。伊夫林当然不会轻易接受一个陌生人的邀约，但是她觉得自己很安全，因为她开着自己的车，在一个公共场所吃饭，这没什么可怕的。那一个星期，他们每天锻炼完了之后，都会约着一块去吃个早点（伊夫林还是开着自己的车），觉得很开心。几个月下来，他们的友谊开始渐渐升温，因为他们发现彼此在健身锻炼方面有很多共同点。现在伊夫林和罗伯结婚了，健身锻炼让他们走到了一起，成为终身伴侣。

评估你的帮助系统

想清楚谁在健身锻炼上会给到帮助，你会发现找到能够帮你提高锻炼积极性的人非常容易，家人、邻居、同事都可以。也可以把健身锻炼当成一种社交手段，认识一些新朋友，户外锻炼能让你有机会遇到一些在健身锻炼或休闲娱乐方面志同道合的人，会交到很多有趣的朋友。你需要他们给予什么样的支持？看看行动计划8.1，了解身边的亲朋好友都能给你哪些方面的帮助。

行动计划8.1：谁能帮助你

写出2个你觉得能给你支持的人，并把他们能给你什么样的帮助也备注上，如果觉得某项帮助是你不需要或不喜欢的，可以空在那里不填写。选择其中的1 ~ 2项，这周试试看，先想清楚谁才是能给你提供帮助的人。

本周我需要下面的这几种帮助。

帮助类型	谁能帮助我？
情感上的挑战——能够帮你挑战自己的人，实现目标的人	
倾听支持——毫不犹豫地关心并倾听你锻炼过程中的问题	
反馈与评价——告诉你做得怎么样，对你的进步给予鼓励	

续表

帮助类型	谁能帮助我?
榜样或同伴——能够和你分享锻炼经验、价值和想法的人	
专业知识和信息方面的支持——比你更了解健身锻炼方面的知识,他们能给你一些中肯的建议	
在此处添加你需要的、其他方面的帮助类型:	

　　弄明白周边亲朋能给的帮助后,如果发现自己缺少某方面的帮助,可以自己想办法在这方面给自己找点支持。如果只能列出一个名字或一种帮助,那么还需要深入想一下还需要哪些方面的帮助,下面给出一些你可能获得帮助的建议。

- 加入组织或俱乐部,和它们中的成员一起锻炼。

- 让别人认识真正的你,愿意和人分享你的经验。

- 多了解别人的兴趣爱好和需求,而不是一直炫耀自己。

- 做一个奉献者而不是索取者,寻找相互支持的关系。

- 学会自己去争取那些你需要的帮助和支持,当你去寻求帮助时,试试细化你想要的;不要让别人去分析和猜测你想要的,直接跟他们说哪些有用、哪些没用。

- 心里要清楚,总会有些人不认同或不接受你现在的生活方式,想办法去改善这些关系;如果有人不认同甚至对你的计划横加干扰,你要有意识、有能力去解决这件事。

- 尽量远离那些给你消极影响,一直给你的健身计划泼冷水或否认你现有积极性的人。

- 找到那些跟你志趣相投的人,在他们的影响下,你能更加积极锻炼。要是你只是刚开始锻炼,那就更需要找一个好的榜样了,多跟他咨询一些成功的锻炼经验,尽量把自己塑造成一个积极锻炼的人。

- 如果其他人干扰到你的计划,不用担心这种影响会使自己的锻炼受限,按照下面的3步给自己画一条线。

- 把对你影响最直接的因素表达出来，对此你是什么样的感觉。

- 把你需要别人做的事情说出来，只要能帮你改变，大胆提出你的需求。

- 开始前就跟他们说清楚他们需要做什么，你的需求他们能否满足。

个人档案

杰夫，67岁

杰夫之所以下定决心要好好进行健身锻炼，主要还是因为医生和他们说锻炼能够有效控制他的高血压。他找到一个专门为老年人提供会员服务的健身中心，在这儿，他每天可以进行2～4小时的器材锻炼。但不尽人意的是，那个时间段本来是他安排来和别人打牌的，杰夫向牌友提出要将玩的时间调到晚上，这样他就娱乐锻炼两不耽误了，可是他们并没有同意。即使他解释说他锻炼是为了身体健康，他们还是不支持他去。"你已经很健康了。"他们说，"你壮得跟匹马似的，根本不需要浪费时间和资金去健身房。"但杰夫非常坚定地坚持自己的健身计划，在他的再三劝说下，他们终于同意重新安排玩的时间，这样杰夫就两不耽误了。时间长了，关于他锻炼的消极舆论越来越少，杰夫的朋友们注意到，自从开始健身锻炼后，他比从前更好了。他的血压也得到了良好的控制，下降到了正常水平，医生都已经停了他的药了。他请他的牌友们作为嘉宾去他锻炼的健身房几次，他的朋友比尔很快就同意要跟他一起锻炼了，他给杰夫开了价，然后正式加入了健身中心。作为朋友，在比尔刚开始锻炼的时候，杰夫也尽其所能地给出了帮助。现在，打牌时聊到健身锻炼这个话题，大家持不同观点的比例是2比2平。

坚持自我，有效沟通

构建健身外部支持体系的第一步，就是要搞清楚你需要什么样的帮助，谁能给你这样的帮助，然后细化这些需求，且坚定地实施下去。如果有人阻碍你完成锻炼目标，要学会观点鲜明、直截了当地表达自己的想法，这样能够帮你更加坚定自己的信念。

不理智或过激的行为都会给沟通带来背道而驰的结果，那些风格激进的人很有可能在沟通的过程中情绪失控，甚至发脾气。这类人就叫作"热敏反应"群体，情绪激动很容易给他们招致冠心病或其他相关疾病。没有主见的人可能被说服不去锻炼或者干脆保留意见不说话；但是逻辑清晰、很有主见的人能够保持冷静客观的态度，在做出决定前，他们会花些时间思考，而不是用强制语气来要求别人，观点鲜明的人一般都用"我……"这样的句式，尽己所能说服别人。

下表列出了一些观点鲜明的有效沟通指南，不管你是多么没主见的人，按照下面说的做，一定更能坚持自己最初的想法。不妨把这些建议运用到现实生活中。完成行动计划8.2，学会在自己健身计划受到负面影响时做出合理的反应。

有主见的沟通建议

要有眼神交流，字正腔圆地说出自己的想法。

■ 尽量不要用暗示，直截了当，一击即中。

■ 在沟通过程中，语调平稳，运用一些身体语言。

■ 保持冷静，不要让你的情绪被影响。

■ 花时间好好想想你该做出什么样的反应，如果有必要，选一个特定的时间跟他们表达自己的想法，不要逃避这些问题。

■ 计划并练习你将要说的话，这样在真正面对相关情况时就能淡定、从容地解决。

行动计划8.2：如何面对质疑

对别人的意见和做法，做出坚定自信的反应。

情景：乔买了一身颜色鲜艳、紧身的健身运动服，在前往健身中心的路上，她碰到了朋友玛吉……

意见：玛吉说："你干吗穿这么红的运动服？"

坚持自我的回应：

情景：大卫70岁了，尽管行动缓慢，他还在坚持慢跑，他的朋友兰达尔经常对此不以为然。

意见：兰达尔说："你为什么不慢点跑，你知道自己年纪也大了、不再年轻了！"

坚持自我的回应：

如果必须说"不"

感觉自己的身体有点吃不消，就不要硬撑了，这个时候可以说"不"。这种时候要学会妥协，可以在不放弃自己的健身计划的前提下，考虑别人的建议。有什么就直说出来，不要找任何借口、顾左右而言他，有人让你改变健身计划时，你可以做以下正面的回应。

不要说"你的计划里从来都没有我健身锻炼这件事！"而要这样说："我也很想跟你一起去看电影，但我很长时间没有锻炼了，我也确实需要去健身。"

不要说"你每天都会提一些无理取闹的要求！"而要这样说："我想这一周坚持早上锻炼，但是前两天我可以早点回来，后面两天我晚点过去，这样就能腾出时间陪你了。"

如果需要帮助

有时候，为了让自己更加积极主动地坚持锻炼，需要寻求他人的帮助，觉得有需要时，就去找别人帮忙。被需要是一件令人很开心的事，所以大部分人都不会拒绝别人的求助。当然，你还是要考虑别人的感受的。

向别人求助时，一定要给出明确而详细的信息，这样别人就很清楚自己到底能不能帮你、要不要帮你了。你可以像下面这样说。

"你今年的年假考虑过要增加一些健身锻炼的内容吗？想想看，我们后面可以详细探讨这件事。"

"你想不想加入'趣跑'社团，跑两个星期步？不想也没关系的。"

想想看，你的健身计划都需要别人哪些方面的帮助，完成行动计划8.3。

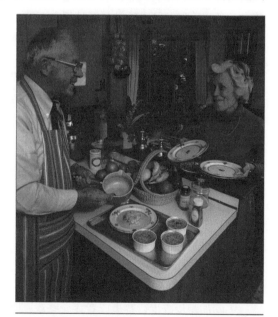

请别人帮你分担部分家务，这样你就有时间锻炼了。

行动计划8.3：如何寻求帮助

在健身锻炼过程中，你需要哪些方面的帮助？回顾123 ~ 124页的行动计划8.1中你填写的答案，你要向谁求助？把需要求助的内容写在下面的空格里。

我要向谁求助	怎么说

本周你想提哪些需要？圈出需要，然后想好怎么跟那个能帮助你的人谈。

健康生活，开心锻炼

如果锻炼并不能让你开心，那么不管做什么运动，不管是加入健身社团，还是有人陪着锻炼，还是聘请私人教练或者自己单独锻炼，都没有意义。或许你不会做自己不喜欢的事，但是可以给健身锻炼增加一些幽默、有趣的内容。你已经学过第5章了，奖励政策绝对可以让健身锻炼变得更有趣，更有坚持下去的动力。

我们从没听说过谁因为健身锻炼太有趣而放弃锻炼的，下面是一些别人给自己健身锻炼增加趣味的方法，圈出其中对你有用的。

1. 和同伴说笑话。
2. 开始锻炼时，给自己喊口号鼓劲。
3. 穿颜色鲜艳或其他跟你平时风格不一致的衣服或者戴一顶搞笑的帽子。
4. 跟同伴约在下一个路段，比赛跑步。
5. 在鞋带上系上铃铛。
6. 在自行车上挂个旗子。
7. 和同伴在附近散步时，玩个间谍游戏。
8. 对于遇到的每一个陌生人说"hello"。
9. 参加跑步或步行赛事或者穿一些戏剧服装运动。
10. 为一个慈善机构募捐，参加到健身锻炼活动中来。

你还有其他增加锻炼乐趣的想法吗？本周试试看看。

小 结

本章主要介绍了2个能够帮你保持锻炼积极性和主动性的重要技巧：（1）寻求别人的帮助；（2）在别人提出质疑时，坚持自我，有效沟通。给自己的健身计划找一些外部支持真的很重要，尤其是刚刚开始锻炼时。如果打算尝试一些新的运动内容，挑战自我到达一个新的运动阶段，外部支持就更重要了。健身锻炼的社交性让运动本身变得更有趣。运动是增进交流、促进感情的一个非常好的方式。在下一章中，我们会针对如何制订有氧健身方案给出具体的指导。

本章重点

下面总结了你在本章中所学的，并能有效运用到生活中的理论内容。接下来的几天或几周中，尽可能多做这方面的尝试。

- ❑ 至少想出一种方法，让别人参与到你的健身计划中来，不要指望别人读懂你的心思，有什么想法直截了当地跟他表达出来。

- ❑ 想一想如何让锻炼变得更有趣，每周至少做一次丰富健身锻炼趣味的尝试。

- ❑ 不断肯定自己，给自己鼓劲，肯定自己是给自己积极锻炼的奖励。

- ❑ 回顾一下前面填的表格，重新看一下锻炼过程中自己的优势和缺陷，你能消除一些可能会影响锻炼积极性的障碍吗？你的优点列表越来越长了吗？看着自己一点一点进步，优势列表越来越长，缺陷列表越来越短，可以帮助你更好地养成日常健身习惯。

第 9 章

制订有氧健身计划

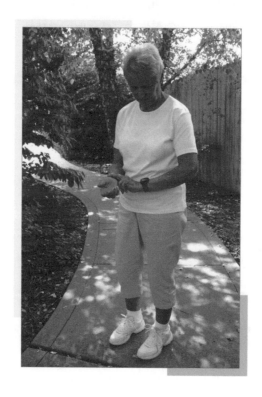

本 章 内 容

□ 学习制订 FITT 健身计划。

□ 学会估算你的锻炼强度。

□ 参考有氧健身方案范例，制订自己的有氧健身计划。

或许你已经知道怎么开展日常生活式锻炼了，那么现在来讨论一下专业的结构式健身吧！第6章提到了好几种在中老年人群中很流行的有氧健身方式——散步、水上运动、健身骑行或借助其他有氧健身器材的运动，它们总有一项适合你，你找到了吗？

这些健身运动比生活式锻炼更专业，锻炼效果更好。有时候专业的健身锻炼比生活式锻炼强度更大，但也并非全都如此。专业的健身锻炼其实是需要计划和组织的。本章提供的工具能够帮助你制订一个对你大有裨益的健身计划，只要按照我们的步骤来，就一定能慢慢走上正轨。

20世纪70年代早期，就有科学家提出了帮助人们制订健身计划的一个非常简单的方法，你应该也听说过FITT计划：

F = 频率

I = 强度

T = 时间

T = 健身项目

FITT计划对生活式锻炼和专业的健身锻炼都很有效，看看表9.1给出的生活式锻炼和结构化有氧健身的简单对比，两者之间最大的区别在于结构化健身需要专门腾出一个时间来锻炼。

表9.1　　　　　　　　生活式锻炼VS结构化有氧健身

FITT方面	生活式锻炼	结构化有氧健身
频率	每天或几乎每天	每周至少3次高强度的锻炼，每周5天的中等强度锻炼
强度	跟慢走同等强度	中等强度向高强度过渡
时间	每天至少30分钟	每天至少20分钟高强度的锻炼，30分钟的中等强度锻炼
健身项目	日常的一些活动，比如爬楼梯、打扫房间、清理花园	需要动用大型肌肉群组的锻炼，比如步行、慢跑、体育和骑行等

也可以用FITT计划来制订所有形式的专业健身锻炼，不只是有氧健身锻炼。在本章剩下的部分中，我们将着重讲解有氧健身计划，第10章我们将具体分析提高肌肉力量和耐力，以及关节柔韧性和平衡性的各种方法。就算你还没有准备好制订一个整

套的健身计划，本章我们会帮助你更加了解健身这件事，健身早期阶段的知识架构是非常重要的。你会发现你还没有准备好全套的锻炼，也不喜欢热身和整理活动，将你在本章学到的理论付诸实践，把它变成你自己的计划。

频 率

频率（F）就是你每周锻炼的次数，它取决于你选择的锻炼强度，你应该每周进行3 ~ 5次有氧健身运动，如果是高强度锻炼，频次可以稍微少一些。当然，你也可以选择每天都锻炼，你可以把生活式锻炼和结构式训练、休闲娱乐锻炼结合在一起。

强 度

强度（I）就是你锻炼的努力程度，生活式锻炼就是典型的中等强度锻炼，有氧运动主要还是运用腿部和臀部的肌肉群多一些。当然，游泳也是有氧锻炼的一种，它会用到胳膊和肩膀上的肌肉。在进行高强度锻炼时，心跳会加速，这样才能给肌肉提供足够多的氧气，使之正常运作。有氧运动也属于中度或稍高一点强度的锻炼，表9.2给出了一些中等强度和高强度的锻炼，所以强度低于漫步的运动都会被认为是低强度运动，虽然新的研究表明，并不是所有高强度的锻炼都会对身体有好处，你还是应该通过中等强度的锻炼让身体更受益。

表9.2　　　　中老年人群中等强度和高强度锻炼的示例

中等强度锻炼	高强度锻炼
如果你很长时间以来都很不积极，那刚开始运动还是悠着点，循序渐进地过渡： 漫步 游泳或水上运动 骑健身自行车 园艺（除草、耙土） 拖地 高尔夫（不用车） 网球双打 保龄球 跳舞	如果你很长时间都没有积极锻炼或者身体上有第3章提到的那些问题，暂时先不要开始这些运动： 爬楼梯或小山丘 慢跑 挖洞 铲雪 高山滑雪 网球单打

有很多种办法可以帮助你了解自己现在的锻炼强度是否适度，既能强身健体，又不会因为过度锻炼而造成身体上的伤害。你可以在健身过程中跟踪比较一下自己的脉搏或者在静下来聊天时测试脉搏，两者比较后评估出当前的感知水平。

脉搏测试

按照行动计划9.1提供的方法，在锻炼过程中测试脉搏（心率）。如果由于某些因素，如服用药物影响到心跳，导致脉搏测算不准确，那么锻炼强度安全区的划分对你就不会起作用。如果脉搏低于锻炼强度安全区中你给自己设定的最低数值，那么你就要加快脚步了，脉搏超过锻炼强度安全区的范围反倒不是什么大问题，也有可能你的心跳本来就比平常人快呢。如果你的脉搏高于锻炼强度安全区最高值，但并没有类似呼吸急促等不良反应，那也没必要刻意减速。

行动计划9.1：锻炼期间，测算脉搏

下面这些建议将会帮助你准确测算脉搏，计算出运动适应区。

如何正确测算脉搏

需要一块手表或钟表，数码传感器也可以，停止锻炼就立马把脉搏记下来，如果缓冲时间太长，心率就会开始下降，那时候再测算就不准确了。先准确地摸到脉搏，把左手（右手）的食指和中指放在右手腕（左手腕）内侧大拇指向后一点的位置，算一下15秒内脉搏跳动的次数，然后再乘以4，算出一分钟跳动的次数，然后看一下脉搏跳动的次数在不在锻炼强度安全区范围内。

还有一个非常好的测脉搏的方法，即运动过程中戴一个心率监测器。你可以回顾一下第7章关于心率监测器的内容。

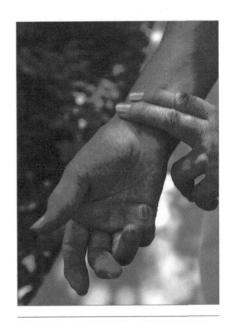

持续步行，有条件的话，边走边测脉搏。

如何找到运动适应区

如果有以下几种状况，请不要用锻炼强度安全区来调衡锻炼强度。

- 服用可能改变心率的药（如 β - 受体阻滞剂）。

- 体内有心脏起搏器。
- 心律不齐。
- 不太方便测算脉搏。
- 其他可能影响到脉搏频率的情况。

锻炼强度安全区的定义是最大心率的50% ~ 80%，最大心率就是心脏跳动最快的频率。一般情况下，运动量过大会导致心跳超过身体承受的最大范围，是很危险的，肯定不能坚持太久。

最大心率 =220- 你的年纪

锻炼强度安全区 =最大心率 ×（50% ~ 80%）

举个例子，如果你今年67岁，那么下面的数值应该是这样的：

最大心率 = 220-67=153

$0.5 \times 153 \approx 77$

$0.8 \times 153 \approx 122$

锻炼强度安全区 ≈ 77 ~ 122跳每分钟

运用下面的表格，找到你的运动安全区。

年纪	最大心率（bpm）	锻炼强度安全区（bpm）			
		50%	60%	70%	80%
50	170	85	102	119	136
55	165	83	99	116	132
60	160	80	96	112	128
65	155	78	93	109	124
70	150	75	90	105	120
75	145	73	87	102	116
80	140	70	84	98	112
85	135	68	81	95	108
90	130	65	78	91	104
95	125	63	75	88	100
100	120	60	72	84	96

bpm = 每分钟多少跳

测算你的运动水平

有一个几乎人人都能做到的方法来测算运动强度，那就是博格感知强度测算指数（RPE），你可以运用这个体系来衡量自己现有的锻炼强度。其有40多年的应用史，多方证明它在测算运动强度领域具有可靠性。特别要说的是，它对于服药导致心率异常也是适用的。

看表9.3的博格运动强度测算指数，这项测算强度指数为6～20。测算你的锻炼强度，选一个你觉得最能表达现阶段你整体运动强度的数字。做中等强度（12～14博格指数）的运动，有氧运动时可能会感到"有点困难"。如果是在冬天做这种强度的运动，你可能会感到呼吸急促，身体会觉得暖和起来；要是在一个稍微暖和点的天气或者在室内运动，除了呼吸急促之外，你可能还会流汗。

表9.3　博格运动强度指数

指数	运动强度		身体症状
6	压根就没什么强度	9	相对较轻强度的锻炼，对一个健康水平正常的人来说，就是按照自己的节奏慢走几分钟
7	稍微有点		
8			
9	非常轻		
10		13	指数水平是"有点难"，但还是能坚持的，感觉也还是ok的
11	轻度		
12		17	"很难"其实就有点费劲了，正常健康水准的还是可以坚持的，但是需要旁人的督促和鼓励，因为做起来会觉得非常难，人会觉得很累
13	有点难		
14			
15	难		
16		19	这基本属于非常难了，是强度较大的锻炼，对于大多数人来说，做起来都会觉得非常困难，可能是他们体验过最难的锻炼强度
17	很难		
18			
19	非常难		
20	最大限度的强度		

聊天测试

另一个比较简单的了解目前自己锻炼强度的方法就是聊天测试了。这项测试非常简单，步行过程中就能进行，你只需要在锻炼过程中保持自己能接受的深呼吸就行。如果你是和朋友一起锻炼，聊天测试非常容易进行，要是你呼吸急促以至于不能轻松谈话，那可能锻炼强度就大了点，需要稍微放松下，放慢脚步。另外，如果你觉得可以正常聊天，甚至还能唱歌，那么你需要加快步伐了，这种强度不足以达到锻炼的效果。

时　间

时间（T）代表的是你在每一项运动上所花费的时间，开始的热身阶段花的时间要短些，大概几分钟。热身完毕后，进入正式的锻炼阶段，中等强度的运动至少30分钟。如果你正在做高强度的运动，那估计也至少得20分钟，不必考虑强度问题，不停地健身运动就行了。增加不同运动项目之间的热身时间和结束过渡时间，增加锻炼时间能够让你获益更多（对比之下，如果你习惯了生活式锻炼，那么你的目标只需要定到每天30分钟，每一项家务的锻炼时间控制在10分钟以内即可）。

热身和整理活动

大部分人都容易跳过热身阶段，直接开始锻炼，其实这样是非常不合理的。无论如何，不要因为自己锻炼的热情高涨，而忽略热身时间、直接开始锻炼，至少也应该有个5分钟热身。热身的主要目的是，在开始运动前，把肌肉、关节等调动起来，做好充分的准备。热身还有一个好处，它能把肌肉在运动中可能产生的疼痛感降到最低。步行、原地踏步或者轻度举重项等运动特别容易让心跳加快。在开始一项特别的锻炼（强度相应增加）时，你也可以通过运动预热关节，使之在接下来的运动中更加灵活。就比如说漫步吧，它最好的热身方法就是先慢慢地走，逐渐增加步速，从而达到缓冲效果。

结束后的整理活动和热身同样重要，在单项运动结束前花个5分钟时间缓冲下，然后再继续下一项运动。结束缓冲的整理活动可以让你的身体先慢下来，逐渐回到休息状态，虽然继续之前的运动，但是幅度可以小一些（比如，在结束快走前，可以放慢脚步再走一会儿）。在锻炼缓冲结束前，也可以做一些拉伸性的运动，你会发现在结束前做拉伸运动比开始时容易很多，那是因为这时身体的关节和肌肉都处于活跃阶段，能够很好地应对拉伸活动。下面是两个热身运动（或整理活动）的例子，第10章我们将提供一些拉伸锻炼的范例。

太极起式

两腿分开站直，双脚之间的距离与肩同宽，双臂向外伸展时吸气，然后双臂慢慢上举，手掌逐渐合并，在头顶上方合拢。慢慢放下手臂的同时呼气，但双掌依旧并拢，慢慢移至胸前，然后胳膊慢慢放松到开始的位置。这样的动作重复做10次，每做一个动作都来一次深呼吸。

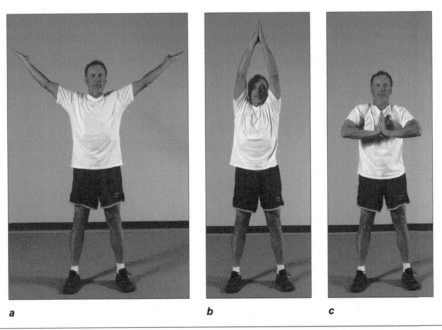

a   b   c

太极起式示范：（a）胳膊伸展上举；（b）双手在头顶合拢；（c）双臂保持合拢回到胸前。

侧步热身

双脚并拢站直，双臂与肩同高，向右侧扭动。左脚向旁边迈出一步，然后右脚再向右迈出一步，同时双臂同向，从右向左在头顶画一个圈。脚部动作也是一样，从右向左运动，然后反向重复相同的动作，热身运动只需要做到一个类似快步走的强度即可，缓冲结束阶段，动作稍微缓慢一些即可。

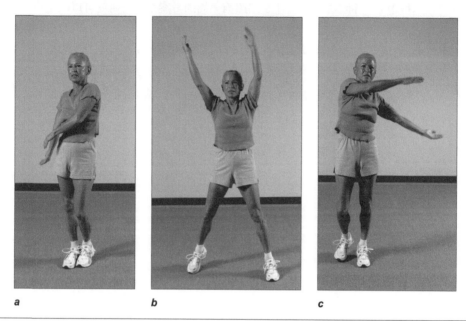

侧步运动：（a）双手同在右侧；（b）挥动双臂画圈的同时，脚向右侧迈出；（c）双臂向左运动。

有氧健身方案示例

　　我们在这里给出的有氧健身方案，能够帮助你制订一个安全有效的计划，当然，你也可以照搬这个计划，因为具体的一些细节是你可以根据自己的情况机动调整的。方案示例运用到了FITT，将频率、强度和时间作为重点考虑的因素，选一个对你来说最合适的方案。从考虑的因素而言，锻炼的时间要比运动的距离和步伐大小更重要。

　　接下来的一章，我们将会补充力量训练、拉伸运动、平衡性锻炼等具体的健身方案，将会比这个更加完整、具体。

　　如果你才刚刚开始健身运动计划，不妨借鉴一下我们在表9.4列出的有氧锻炼计划方案，选择其中一种集中练习几个月看看。我们的建议是先从步行、游泳、水上有氧健身、健身自行车骑行这一类的运动开始，特别建议你先选择步行。从表9.4的第一行开始看，第1周需要抽出3～4天时间步行锻炼（可以是周一、周三、周五，也可能是周六），简短热身后，你可以快步走10分钟，中间不休息，这样你的PRE指数会保持在12 ~ 14。但是，如果你觉得坚持步行10分钟以上有困难，那么慢慢来，直到你可以坚持走10分钟。第2周，还是按照第一周的方案来，但时间可以确定为4天。

表9.4　　　　　　　　有氧健身方案示例（选择其中之一）

周	频率 （每周几次）	强度*	时间** （每项运动几分钟）
1	3 ~ 4	RPE 12 ~ 14（每一周）	10
2	4		10
3	4 ~ 5		15
4	4 ~ 5		20
5	4 ~ 5		25
6	5		30
7	5		30
8	5		30 ~ 35
9	5		30 ~ 35
10	5		30 ~ 40
11	5		30 ~ 40
12	5		30 ~ 45

*结合你的锻炼安全区，锻炼过程中的心率或聊天测试来评估锻炼强度。

**包括3 ~ 5分钟运动前热身和运动后整理活动时间。

制订你自己的方案，首先选一项你想做的有氧运动，然后参考表9.4计划好前几周的具体方案。严格按照健身计划执行，并坚持在锻炼过程中做记录，如果刚开始就觉得方案太容易完成了，完全可以直接进行下一周的计划。如果计划实施起来觉得挺困难，可以稍做削减或者将相同强度的运动延长一周。刚开始可以慢一点实施，但你至少得按照示例坚持到第6周的计划——每天做30分钟的有氧健身锻炼。

如果这是你第一次正儿八经地做健身运动，那么你肯定想坚持某一项有氧运动时间久点，很多人都是坚持某一项运动好几年才增加新的运动项。如果你想一段时间内只做一项有氧健身运动，那可以直接跳到下一页，制订一个有氧健身计划，然后严格执行。

如果做一项有氧运动至少12个星期了，那么你可能觉得强度不大够，想要再增加一项新的运动。但你需要考虑的是，增加一项新的运动就意味着你需要另外花时间适应你的新计划，表9.5列出了一个增加锻炼项的范例。假设你已经坚持步行12个星期了，都是每周5次、每次30分钟的频次。现在，你想在健身方案中再增加一项健身自行车运动，那么第13个星期，你可以每周正常步行锻炼4天，每天30分钟，然后腾出1天时间做健身自行车运动。由于骑行锻炼强度会比步行锻炼更大，所以时间控制在10分钟左右就好，接下来的2周再慢慢增加锻炼时长。当你终于可以坚持每次至少20分钟骑行（中间不休息），那就可以考虑每周再增加一天健身自行车锻炼了，如果是那样，可能需要把步行锻炼的时间缩减一天了，像表中的示例那样，改做健身自行车运动。

表9.5		有氧健身范例（增加锻炼项）有氧锻炼项			
周	第1项锻炼频率（每周几次）	第1项锻炼时长*（每项多长时间）	第2项锻炼频率（每周几次）	第2项锻炼时长*（每项多长时间）	强度**
13	4	至少30分钟（每个星期）	1	10	RPE 12 ~ 14（f每个星期）
14	4		1	15	
15	4		1	20	
16	3		2	15	
17	3		2	20	
18	3		2	25	
19	2 ~ 3		2 ~ 3	30	
20	2 ~ 3		2 ~ 3	30	
21	2 ~ 3		2 ~ 3	30	
22	2 ~ 3		2 ~ 3	30	
23	2 ~ 3		2 ~ 3	30	
24	2 ~ 3		2 ~ 3	30	

*包括3 ~ 5分钟运动前热身和运动后整理活动时间。
**结合你的锻炼安全区，锻炼过程中的心率或聊天测试来评估锻炼强度。

设定一个可行的目标

在开始健身计划前，你要面临的一个非常重要的考验就是设定一个切实可行的有氧健身目标。很多人都会习惯性地犯急于求成的错误，一开始就对自己期待太高，而当他们开始锻炼时就会发现真的很难坚持，并且很快就会失去信心，有的甚至还有可能会受伤，结果是在看到成效前就先放弃了自己的计划。记住，从第5章开始，你制订的所有计划都应该尽可能详细周密，每一项运动可以具有挑战性，但一定也要切实可行，每完成一项都把它记在纸上，然后以此给自己奖励。你可能还想把自己的目标分享给其他人，让他们帮助你做见证，这样就更能督促自己严格按照计划实施了。完成行动计划9.2，给自己设定一个切实可行的有氧健身方案。

行动计划9.2：我的有氧健身目标

问题或任务	示例	我的目标
具体来说，在一段较长时期内，你想要得到怎么样的健身效果？	我6周以内的目标是能够每天坚持不停歇地步行30分钟以上，每周5天，步速与快步走差不多	
把你的总体目标细化成多个短期的小目标	第一周，我将每天坚持至少15分钟的不停歇步行，每周至少抽出3天	
你想在哪一天完成你的目标？	我想在3月15日完成自己的短期目标（距今还有7天时间）	
如何评判自己是否达成了短期的小目标？制订一个评判标准，确定自己是否已经完成了目标，这种结果你自己是否满意？	我会用我的表来计量时间，我会把自己每天运动的时长记在日历上，我也会记录自己的脉搏和PRE指数，而且我会把PRE指数控制在12～13	
为实现目标，你的具体做法是什么（或者也可以放弃）？诚实面对自己，以及时间、动力或者其他可能影响你实现目标的因素	我打算每天提早起床30分钟，这样就可以在早饭和打点外形前完成步行锻炼，我会让我爱人跟我一起步行	
是什么阻碍你向目标迈进？试着找出所有障碍，然后确定相应的策略，克服它们。实现目标过程中，一定要提高对自己的动力、可能有的局限、期望和障碍等的认识，定期重新评估你的目标	如果天气好，我会在附近走走；如果起床时天气不怎么好，我就考虑下班后驾车到附近的商场逛逛	

跟自己订立一个合同

还有一个对健身计划实施行之有效的东西，那就是个人合同，说白了就是跟自已签一个白纸黑字的"军令状"。合同里面应该涵盖你计划做的一切事，并且要细化。参考你在本章获得的信息，就健身计划方案给自己订立一个"军令状"，完成行动计划9.3中的表格，签署一个合同从而保证计划按部就班地实施完成。为了更好地实现健身计划，你最好再请个人帮助你完成计划，你需要他的支持和帮助，同时也在合同上签署姓名。把你需要的每一项帮助具体细化，每周对计划的实施进度做一个重新评估，并拟定好下一周的具体计划。合同再复印一份以备将来重复使用，本书后面附了一个类似合同的副本，可做参考。

如果你还没有准备要制订一个有氧健身计划，那么你还可以用这份"军令状"给自己定一个能够保证执行的目标。你应该很愿意把自己的计划和喜欢运动的朋友分享吧，这样不仅能了解他（她）开始锻炼时是怎么做的，而且还能从他（她）那里了解到更有效的锻炼方法，以此取代你以前的那些慵懒无效的方法。你可以在书后面的附表上把"军令状"中所涉及的各项事项记录下来。

行动计划9.3：我的"军令状"

范例：琳达

2月12日那一周（第1周），我（琳达）将要进行以下几项有氧锻炼：

日期	锻炼项目和锻炼地点	时长
周日，12		
周一，13	在附近做缓慢步行运动	15
周二，14		
周三，15	在附近做缓慢步行运动	15
周四，16		
周五，17	在附近做缓慢步行运动	15
周六，18		

完成表中的这些运动项目之后，我会给自己以下这些奖励：我会给自己一个45分钟的泡泡浴，放松一下。

我打算让约翰（我丈夫）跟我一起完成计划：我会让他跟我一起步行。

签名：琳达　　　　　　　　　日期：2月10日

见证人：约翰　　　　　　　　日期：2月10日

_____年_____月_____日那一周，_____

_____（你的名字），将会按照下面的方案实施自己健身计划。

日期	锻炼项目和锻炼地点	时长
周日		
周一		
周二		
周三		
周四		
周五		
周六		

完成表中的这些运动项目时，我会给自己以下这些奖励：_____

_____。

我打算让_____跟我一起完成计划：_____

_____。

签　名：_____　　　　日期：_____

见证人：_____　　　　日期：_____

检查锻炼进度

如果你是按照上面我们给出的有氧健身示例制订的计划，那么大约几周后就能初见成效了，这里有一个非常简单的步行测试，可以用来检查你这段时间的计划进程。在行动计划9.4中做个测试，在空白处填上你心中最保守的结果，每周重复做1～2次的测试，将结果记录下来，没什么比成功的感觉更能激励人勇往直前了。

- 随便哪一种程度的步行锻炼，花4～6分钟完成，这种步行不一定要在平地上进行，也无须在开始前计划好步行距离，不用走太快或保持一定步速，正常走就行！

- 把你完成步行项目的时间记录下来，详细到秒，这个数值就是你要填在附表中的"基准线"。

- 几周后你可能要增加锻炼强度，那时候再做一次步行测试，确保步行锻炼的步程（步行路程）或步速至少有一项和你每次填在基准线表格中的数据一致，这样是应该能够看到变化的。如果你的有氧健身效果有所提高，那就应该能够在较短的时间内完成同样的步行路程，或至少在保持相同步速的同时，会比以前感觉轻松些、没那么累。

行动计划9.4：你的健身状况有改善吗

在步行测试栏记录你的步行时间，确保每次步行的路程或速度至少有一项是一致的，这样才具有可比性。

测试时间	时间（分或秒）	RPE指数或脉搏	备注
	基准线		

小 结

在本章中主要学习了FITT（频率、强度、时间和类型）方案，以及如何运用它制订自己的有氧健身计划，也学了几种评估运动强度的方法（锻炼过程中你感觉到的难易程度）。我们还给大家展示了一个有氧运动计划的范例，从而帮助你因地制宜地制订出适合自己的定期健身计划，时长在6～24个星期。参考范例设定一个短期和长期的健身目标，同时为了计划能够快速有效地实施，再跟自己签订一个"军令状"。运用正确的方法一步一步践行你的计划，即使短期内看不到什么可见的效果（总有一天你会看到效果的），你也会觉得一天比一天好。下一章我们将着重学习如何在你的健身计划中填充其他类型的锻炼内容——力量训练、柔韧性锻炼以及平衡性锻炼等一整套的健身计划。

本章重点

下面总结了你在本章中学到的并能有效运用到生活中的理论内容。接下来的几天或几周里，尽可能地多做这方面的尝试。

如果没有服用那种会改变心率的药，那就可以设定自己的运动安全区了。锻炼时精准测算自己的脉搏，时刻关注是否在运动安全区内。

- ☐ 学会使用博格运动强度指数来测算运动强度，每个人都可以运用这个方法估算出自己的运动强度。
- ☐ 选出一项你喜欢的健身运动类型，设定一个切实可行的运动目标和计划，我们的范例方案可做参考。
- ☐ 为了实现健身锻炼的短期目标，跟自己签一个时长至少为1周的"军令状"吧，然后每周根据实际情况调整你的计划，要记得给自己奖励哦！尝试新的有氧健身项目前，先维持一个健身计划，坚持锻炼至少12周以上。
- ☐ 做一个简单的聊天测试，从而估算出健身水平的"基准线"。
- ☐ 坚持对自己的健身锻炼使用"肯定语录"，"肯定语录"是目前能够帮助你坚持锻炼的最好方法之一。

第 10 章

增强力量、平衡性和柔韧性

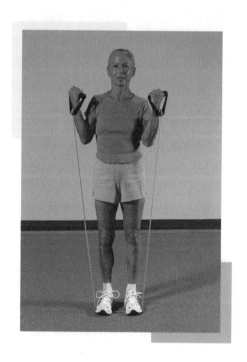

本 章 内 容

☐ 在力量强化和柔韧性训练中应用FITT计划。

☐ 了解如何运用体重、手持哑铃、弹性阻力带和力量器材进行各种力量强化和平衡性训练。

☐ 加入最容易忽略的锻炼类型——柔韧性锻炼。

☐ 考虑一种体育运动或者休闲活动。

☐ 使用均衡锻炼的示范方案安排自己的计划。

许多人都会问，"哪种类型的锻炼最好"？没有哪种单独的训练是有效锻炼身体的最佳方式。就像所吃的食物需要多样化而且营养均衡一样，均衡的健身计划也可以让自己的健康状况获得最大好处。均衡的健身计划可以提升所有的健身领域的效果：有氧运动、肌肉训练（力量和柔韧性）以及平衡性。要想提升各个领域的效果，就需要在一周内进行不同的活动。

你可能还没有准备好进行每种类型的身体活动。如果觉得某一章的介绍适合自己，就利用这一章来了解能够给自己的健身锻炼计划增添趣味的更多信息。你可能会发现，自己非常热衷于增加锻炼来提高生活中锻炼项目的平衡性和灵活性。这一周里，你可能还会选择爬楼梯、记录有关体育活动的感想，以及进行一项平衡活动。所以，确立一个目标，并与自己需要改变的准备阶段相匹配。

个人档案

多娜，61岁

多娜近40年来一直是一位小学老师。她一直坚持这么多年锻炼的原因是为缓解自己的病情。她年轻时非常酷爱跑步。现在，她几乎都是通过散步进行锻炼，不过步伐非常轻快。她通常1周能走20 ～ 25英里的路程。

吉姆，59岁

吉姆的一生都献给了建设工程。他的职业活动使得自己的身材保持得健康又匀称。除了在工作中定期进行健身锻炼，吉姆还喜欢在家进行力量训练。他已在自己的车库中开辟了一块健身区域。他几乎每天晚上下班回来后，都会换好衣服，然后一头扎进车库做上几套举重练习，一切完毕后才会吃晚饭。他对自己的体型感到很骄傲。

马丁，58岁

马丁是一位计算机软件销售代表，他在52岁时做了心脏搭桥手术。就是这个事件改变了他的生活，他放弃了自己缺乏运动的生活方式。现在，每周他都会使用健身自行车2 ～ 3次，每次持续30分钟的时间。他还会每周都用轻型哑铃锻炼两次。为了缓解压力，他周末会在花园中工作上几小时，然后通过对生活方式和娱乐休闲的追求来寻找其他的活动方式。你会发现，只要一有机会，他会选择爬楼梯而不是坐电梯。他每周会在私人车道与邻居进行一场投篮练习。

有些人只是注重某一种类型的健身而忽略其他类型。例如，就像多娜一样，有些人可以达到很高的有氧运动水平，但是其上肢的肌肉力量却很弱。而其他人，就像吉姆一样，认为自己非常强壮、非常健康。在上面所介绍的3个人中，马丁的健身计划最为均衡。他的健身锻炼计划发展了有氧运动、肌肉力量和耐力、平衡性以及柔韧性。

当你逐渐变老以后，均衡的健身计划对于良好的健康、功能和生活质量而言至关重要。均衡健身计划中最重要的一件事情就是提供多样化的锻炼。这样即使只是进行某一种类型的活动也不会变得无聊。

针对肌肉训练和柔韧性的FITT计划

在第9章中，你已经了解了有氧运动和FITT计划。本章将介绍如何增加其他的健身领域——肌肉力量和耐力、关节柔韧性以及平衡性。

在讨论肌肉训练的FITT计划前，需要了解力量强化和拉伸练习的一些相关术语。这些健身部位都有着属于自己的语言。参照下面的术语表，然后逐渐熟悉对自己来说比较陌生的一些术语。

力量强化和拉伸练习术语表

自重练习——使用身体的重量和重力作为阻力的力量训练

柔韧性——最大范围地转动关节的能力；拉伸练习可以提升柔韧性

肌肉耐力——肌肉在小于最大负荷的情况下进行重复收缩动作的能力；在低阻力情况下做大量的重复动作有助于提升肌肉耐力

肌肉力量——肌肉施力的能力；使用大阻力强化肌肉力量的训练

进阶——逐渐增加施加到肌肉上的负荷或者阻力来使其变得更加强壮

活动范围——关节正常转动所通过的角度和方向

重复次数（reps）——在一整套动作期间不停顿地重复某一特定运动的次数

阻力——施加在肌肉上的负荷、压力或者重量

组数——不停顿地完成的一组重复动作；两组动作之间允许进行短暂的休息来使肌肉恢复

现在，你已经了解了其中的一些术语，那么我们就可以讨论肌肉训练的 FITT 计划了，如表 10.1 中所示。你已经了解的基本概念有：F 的意思是频率，I 的意思是强度，T 的意思是时间。第二个 T 的意思是类型。力量强化训练的类型将在下一节中介绍。

至于频率，建议每周至少进行两天的力量强化训练。你还可以尽量多做些拉伸练习，而且每周至少要做 2 ~ 3 天的时间。至于强度，可以使用伯格指数的运动自觉量来评定自己的力量强化训练。如果有必要的话，可以查看第 9 章的 RPE 表。如果正在努力强化肌肉力量，那么在训练结束时强度评定值最高为 15 或者 16。如果目标是锻炼肌肉耐力，那么大约为 12 或者 13 的较低 RPE 就可以了。当然，这并不意味着拉伸练习也是强度训练。拉伸练习进行起来应该容易且感到舒适。对于力量强化训练，时间（time）的意思是重复锻炼（reps）的次数，而不是分钟数。年龄超过 50 岁的人们应该使用较轻的重量或者阻力，而且重复次数要更多一些（10 ~ 15 次）。对于拉伸练习，时间的（time）意思是保持拉伸练习的秒数以及重复拉伸练习的次数。

力量强化训练的类型

你可以在结构化训练计划中进行各种类型的力量强化训练。在本章中，我们将针对各个主要肌群介绍几种锻炼方式。你可以选择最适合自己的运动类型。

表 10.1　　　　　　　　肌肉训练的 FITT 计划

	肌肉力量和耐力	关节柔韧性（拉伸）
F—频率	每周至少 2 天。不要连续两天对同一个肌群进行力量强化训练。留出一天的休息时间以便肌肉恢复	每天，尤其是在有氧运动后放松下来之时
I—强度	开始时自感劳累分级（RPE）的博格指数为 12 ~ 14。最后一套力量训练运动结束时，RPE 值可能为 15 或者 16，甚至更高	慢慢拉伸而且需要能够完全控制，永远不要拉伸到感觉疼痛的地步。不要弹跳
T—时间	至少选择一项运动来强化各个主要肌群：肩部、背部、双臂、胸部、腹部、大腿、腿后肌、小腿。每项运动至少完成一套 10 ~ 15 次的重复	给肌肉逐渐施加张力，保持 10 ~ 20 秒的时间，然后再慢慢释放。重复拉伸 3 ~ 5 次。一旦有了经验，可尝试保持拉伸 30 秒或者更长的时间

　　所有力量强化训练都会对肌肉施加阻力或者压力。阻力可能来源于体重和重力、手持哑铃、弹性阻力带或是力量器材。但是身体并不会知道或者关注自己使用了哪种类型的阻力。例如，俯卧撑是锻炼胸部和肩部肌肉的最常见体重训练。还可以通过在力量器材上锻炼，或是使用手持哑铃或者弹性阻力带来给胸部和肩部施加阻力（见图10.1）。虽然具体的姿势和方法可能会有所不同，但是每种类型的锻炼都会使胸部和肩部肌肉更为强健。

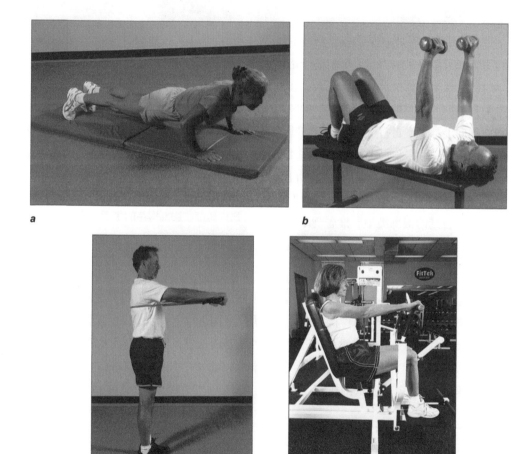

■ **图10.1**　强化胸部和肩部的锻炼：（a）俯卧撑；（b）使用哑铃推胸；（c）使用弹性阻力带推胸；（d）使用力量器材推胸

　　还可以通过进行各种不同的生活式健身锻炼来强化力量。涉及推动（草坪机、吸尘器、家具或是扫帚）、拖动和拉动（花园软管、小轮车）、举起和搬运（孩子、杂

货、水桶）以及挖掘和铲除（泥土、雪）的
活动都可以增强力量。部分人群（例如木
匠、画家、机修工、消防员、庭园设计师和
搬运工人）的工作中都涉及了大量的体力劳
动，因而有助于其强化并保持强健的肌肉。

自重练习

自重练习不使用任何设备。身体的重量
和重力都可以提供阻力。你可能还会记得上
学时体育课上教的健美体操；现在，我们称
之为自重练习。跳爆竹、俯卧撑、仰卧起坐
和引体向上都属于自重练习。进行自重练习
有很多优点。其操作简单，由于不需要任何
设备，所以就没有成本。还可以随时随地进
行自重练习。对于有些肌群，例如腹肌，自
重练习是首选的锻炼类型。推着割草机（不
是那种自走式类型）就是增强肩部和胸部锻
炼的生活式健身锻炼的一个例子。

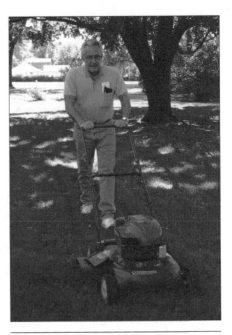

推着割草机（不是那种自走式类型）就是
增强肩部和胸部锻炼的生活式健身锻炼的
一个例子。

自重练习也有一些局限性。这些活动很少使用所有的主要肌群。有些人认为自重
练习很无聊，所以可能没有保持积极性。阻力的范围由自己的体重确定。如果体重太
重，那么自重练习进行起来就会非常困难。如果不活跃或者存在身体上的限制，那么
就可能没有足够的力量或者因身体状况而无法完成锻炼。如果出了问题或者受了伤，
那么自重练习就会造成更大的伤害。

哑铃和弹性阻力带

哑铃的重量范围为0.5～45千克不等，或者更多。对于我们的目标，我们建议使
用轻型哑铃（少于7千克）。可能在开始时需要非常轻的重量（1千克），然后随着力
量的增强逐步增加重量。

顾名思义，弹性阻力带类似于大的橡皮筋。弹性阻力带有几种形式可用。有些带
子是扁平细长型的，没有任何把手。而其他一些带子类似于绳子或者绳索，可能有把
手，也可能没有。有些带子是圆形或是环状的。带子的厚度决定着阻力的等级——弹

性阻力带越厚，阻力越大。带子还可以用不同颜色标示出阻力等级。选择3种觉得最适合自己的不同阻力等级的带子。

哑铃和弹性阻力带相对便宜一些，所以也是家庭使用的理想选择。这两种东西储存起来很方便，而且使用所需空间也较小。弹性阻力带几乎不占用空间，所以非常适合旅行携带。另一个很重要的优点就是可以轻松调整哑铃和弹性阻力带来适应自己的力量水平。不过，哑铃和弹性阻力带还有一些弊端。如果使用方法不正确，那么就会无法充分享受锻炼带来的好处。使用哑铃和弹性阻力带进行锻炼的不足之处是受伤的风险大于在力量器材上锻炼。使用哑铃时，你可能需要一个叫作监测器的帮手。监测器的作用是确保哑铃的使用形式正确，而且如果感觉到累了还能帮助自己提高，并激励自己尽力做到最好。

力量器材

力量器材在健身中心非常受欢迎，使用的是滑轮或者其他机械系统来控制所举起的重量。你通常是首先坐在一个座位上，或是站在训练器附近，调整阻力，然后再开始锻炼。重量并不是独立式的。

许多种类的力量器材都是为开发肌肉训练而设计的。如果力量器材可以使用，那么你就可能会享受使用的过程。力量器材通常比手持哑铃和自重练习要安全一些，不需要使用监测器。主要缺点就是常常需要成为健身中心的会员才能使用力量器材。虽然力量器材可以在家使用，但是有些贵，而且占据的空间非常大。

由于大多数人都是去健身中心使用力量器材，所以我们在本书中不会介绍使用力量器材的力量强化训练。你可以在《50岁之后的力量训练》(*Strength Training Past 50*)。一书中了解有关使用力量器材的更多内容。如果是刚刚开始使用它，大多数健身中心都会有健身专业人员来介绍如何使用力量器材。除了指导如何调整和使用力量器材，教练还会推荐使用适合你的特殊训练器、进行锻炼的合适顺序，以及所使用的阻力。大多数健身中心都会提供日志来记录你的力量强化环节。了解了如何调整座位和重量后，方法也就很容易掌握。参见第155页的"常见的力量强化方法和提示"。下面是使用训练器的一些具体提示：

- 使用前后都要擦拭训练器上的垫子。
- 不要猛拉重量片或者使其快速下降。
- 记住座位的设置位置，以便下一次锻炼环节使用。

提高平衡性的锻炼

虽然平衡性训练从技术上来说并不是力量强化训练，但是二者之间确实存在许多重合之处。可以时常通过更改力量强化训练来改善自己的平衡性。例如，本章中介绍的关于腿部的所有力量强化训练也都属于平衡性训练。这些训练会告诉你如何紧紧抓住一张桌子或者一把椅子来保持平衡。首先用两只手或者只用一只手抓住。根据进行情况，可尝试只用一个指尖扶住。其次，尝试不抓住任何物体来进行这些训练。参见第159页的"髋关节弯曲"训练来改善平衡性。使用这些同样的方法来将其他腿部训练作为平衡性训练。还可以经常进行"随时随地"的平衡性训练。参照行动计划10.1的简易方法，检查自己的平衡性问题以便改进。

"随时随地"平衡性训练

做这些训练只需在变得不稳定时紧紧抓住某些牢固的物体。这些训练改编自《美国国立卫生研究院有关老年人的指南》（*A Guide From the National Institute on Aging*）。你可以经常进行这些训练。

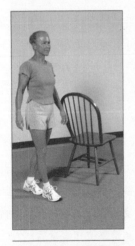
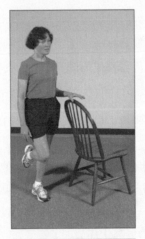
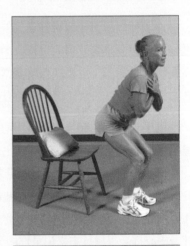

脚跟与脚趾相接触地走路。每次迈步时都将一只脚的脚后跟恰好放在另一只脚的脚趾头前面。脚后跟和脚趾头应该保持接触或近乎接触。

单脚站立。两只脚轮流站立。排队等候时就可以进行这项训练。

身体前倾坐在直背椅子上。不使用双手完成站立和坐下动作。

行动计划10.1：平衡性是否有所改善

下面是检验平衡性是否有所改善的简易方法。自己计时，不依靠支撑，单脚站立持续的时间尽可能长一些。要保证自己站在可以抓住的牢固物体旁边以防失去平衡，记录时间。用另一只脚站立时重复测试，记录时间。1个月后再次自我测试。如果平衡性有所改善，那么每只脚单独站立的持续时间就应变长。

	基准	第1个月	第2个月	第3个月	第4个月	第5个月
右脚站立的时间						
左脚站立的时间						

常见的力量强化方法和提示

此处介绍的方法和提示适用于你可能进行的任何类型的力量强化训练。形式和方法非常重要。你可能会重复许多次，但如果方法不正确，再怎么努力也是毫无用处的，而且还可能造成伤害。始终遵循这些指导准则，以期从所进行的力量强化训练中获得最佳效果。

- 如果曾做过髋关节置换手术、其他外科手术，或是受过伤，需要找医生或是物理治疗师商量一下可以进行哪些力量强化训练。

- 穿上橡胶底的舒适鞋子来确保站立时的安全。

- 衣服要宽松轻便，这样才能活动自如，而且使身体更容易凉下来。不要系领带，不要戴围巾、珠宝或者可能被带入弹性阻力带、哑铃或者训练器材中的任何物品。

- 前几个星期使用最小量的阻力，然后逐步增加重量。开始就使用过重的哑铃可能会导致受伤。

- 正常呼气和吸气——举起或者推动时呼气，放松时吸气。不要屏住呼吸。屏住呼吸可能会导致血压上升，减少大脑的供血量，从而引起头晕和昏厥。

- 不要着急。每次重复一项锻炼时都要全方位地运动。动作需要缓慢且可以控制。

- 首先锻炼较大的肌肉（股四头肌、背部、胸部），然后再锻炼较小的肌肉（腘绳肌、小腿、肩部、肱二头肌、肱三头肌和腹肌）。小肌肉始终会参与到较大肌肉的运动中。如果首先锻炼了小肌肉，这些肌肉就会变得非常疲惫，因而就无法完成强化较大肌肉的锻炼了。股四头肌（大腿的前面）是腿部最大的肌肉。背部和胸部的肌肉是身体的上半部分中最大的肌肉。

- 重复锻炼前至少完成一整套所有的锻炼。这种方法可以使自己每次至少锻炼了每个肌群，而且在再次锻炼前还能为每块肌肉提供一段时间的休息期。

- 完成每套动作重复 10 ~ 15 次且不停顿。开始锻炼时动作要缓慢，阻力和重量都要小一些。姿势正确的话每套动作应该能够重复 10 次。如果无法至少连续重复 8 次，那么重量就可能太过沉重；如果能够连续重复 15 次或者更多，那么重量就可能太轻了。少量增加阻力（1 ~ 2 千克），或者将阻力增加至可以不停顿地重复 10 次的水平。重新锻炼直至达到重复 15 次。可以使用新的重量完成一整套动作时，就可以再次增加重量了。这种随着力量的增强逐步增加重量的过程称为进展。如果不对肌肉进行负载训练，也就无法从强化训练中受益。

- 如果可以在 RPE 值为 14 ~ 15（"难"）的情况下完成两整套动作 10 ~ 15 次，则需要保持这种肌肉力量和耐力水平。也可以改变锻炼的顺序以实现多样化。

- 每套动作后休息 30 ~ 60 秒的时间。这段休息时间就是完成一些刚刚锻炼的肌肉伸展运动的最佳时间。

- 避免在紧紧拉直的姿势下锁住双臂和腿部的关节。

- 永远不要连续两天锻炼同一个肌群。肌肉在两次锻炼期间需要一天的休息时间。如果一天锻炼了上肢的肌肉，隔天又锻炼了下肢的肌肉，则可以每天都进行力量强化训练。

- 所进行的锻炼没有哪一项会引起疼痛。力量强化训练后肌肉酸痛最长可持续几天的时间，而且轻微的疲乏也是正常现象。如果感觉到筋疲力尽，关节酸痛，肌肉拉伤，说明锻炼得有点过度。

- 坚持记录自己的力量强化训练期。每次锻炼时都要记录阻力等级、重复次数、完成组数以及其他相应的重要说明。

使用自身体重、哑铃和弹性阻力带

本章介绍对主要肌群进行力量强化训练的几个例子。其中的许多锻炼都是基于《美国国立卫生研究院有关老年人的指南》（*A Guide From the National Institute on Aging*）。开始时可以不使用任何器材（只是体重），然后随着力量的强大再增加哑铃。使用弹性阻力带的锻炼也被表明适合于某些肌群。使用哑铃或者弹性阻力带时要切记这些提示。

- 不要猛拉或者让身体摇摆。

- 举起重量时计数"1，2"，然后在放下时也要计数"1，2"。

- 从地板上举起重物时，要使用双腿用力，而不是下背部，这样可以避免背部受伤。

- 如果是在健身中心使用哑铃，要保证在完成锻炼时将器具放回架子上。

- 不管是将弹性阻力带缠在身体的哪个部位，都要确保不要缠得太紧。

- 要始终记得开始时使用较薄的带子，然后逐步过渡到较厚的弹性阻力带以提供更大的阻力。

- 不要让带子迅速回弹。恢复至起始姿势时弹性阻力带始终要保持一定的张力。

腿部和髋部的锻炼

这些锻炼可以增强力量、柔韧性和平衡性，还可以帮助进行日常的活动，例如爬楼梯、散步、弯腰举起或捡起物品、上厕所、料理家务、干园艺活，以及坐到椅子上和从椅子上下来、进入鱼缸和走出浴缸或者上下车。这些锻炼还可以帮助防止引起下背部疼痛。参照行动计划10.2的简易测试，测量自己下肢力量的改善程度。

行动计划10.2：双腿是否变得越来越强壮

下面是了解自己的双腿是否变得更强壮的简易方法。在安全前提下尽可能快地登上一段楼梯（至少10级台阶），同时计时，记录下时间作为基准。1个月后使用相同的楼梯进行重复测试。如果下肢力量已得到提高，那么就应该能够在更短的时间内爬上楼梯。

	基准	第1个月	第2个月	第3个月	第4个月	第5个月
登上一段楼梯所用的时间						

椅子站立（腹部和大腿）

本次训练的第1部分是锻炼腹部肌肉。

1. 椅背前面放1个小枕头。

2. 坐在椅子中间或者靠前的位置，双膝弯曲，双脚平放在地板上。

3. 向后倾斜，半靠在枕头上，双手交叉着放在胸前。

4. 利用腹部肌肉向前抬起躯干上部，直至坐直为止，尽量少用双手。

本次训练的第2部分是锻炼大腿肌肉。

1. 慢慢地站起来，尽量少用双手。然后再慢慢地坐回去。

2. 整个训练过程中背部和肩部要保持挺直。

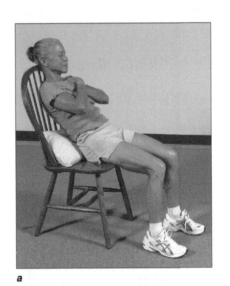

a

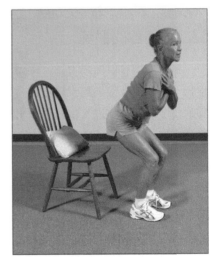

b

椅子站立:（a）增强腹部肌肉;（b）增强大腿肌肉。

髋关节弯曲（髋部和大腿的前面）

1. 站直，抓住一个较高的固定物体以保持平衡（例如椅子后背）。

2. 将一只膝盖向着胸部慢慢弯曲，不要弯曲腰部或者髋部。

3. 保持姿势持续数2个数的时间。

4. 将腿慢慢放回到地板上。

5. 用另一条腿重复上述动作。

随着自己的动作进阶，在腿部训练中增加下图所示的变化，以改善平衡性。

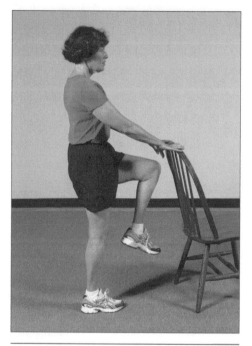

髋关节弯曲。

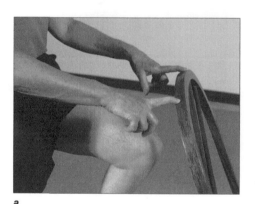

a

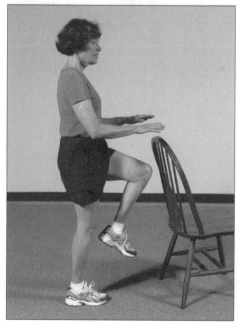

b

通过改进髋关节弯曲练习方法来改善平衡性：（a）用双手的一个手指尖按住椅子；（b）不必抓住（不用手）。

159

髋关节伸展（臀部和下背部）

1. 距桌子或者椅子30 ~ 45厘米的位置站立。

2. 髋部向前倾，同时扶住桌子或者椅子。

3. 将一条腿向后慢慢抬直。确保动作发力是来自髋关节而不是背部。

4. 保持姿势。

5. 将腿慢慢放回到地板上。

6. 用另一条腿重复上述动作。

变化：还可以用环状的弹性阻力带进行髋关节伸展训练。将弹性阻力带缠在脚踝部周围，这样双膝上方大腿周围的阻力就会小一些。

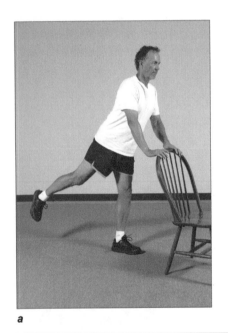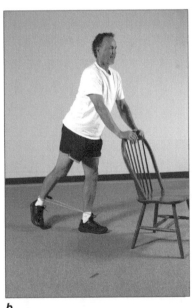

a　　　　　　　　　　　　　　　　*b*

髋关节伸展：（a）标准姿势；（b）用环状弹性阻力带增加阻力。

膝关节伸展（大腿的前面和胫部）

1. 坐在直背椅子上。只有双脚的脚趾头和脚掌能挨着地板。如果需要提高膝盖，将浴巾卷起来并垫在膝盖下面。

2. 双手压在双膝上或者椅子两侧。

3. 将一条腿慢慢伸直，然后最大限度地伸直膝盖，脚尖向前。

4. 保持姿势，然后向后弯曲这只脚，使脚尖向后指向头部。

5. 将腿慢慢放回到地板上。

6. 用另一条腿重复上述动作。

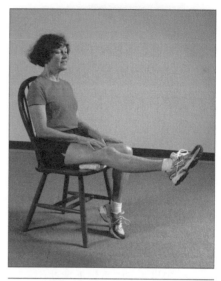

膝关节伸展。

膝关节弯曲（大腿的背面）

1. 站直，抓住桌子或者椅子背面以保持平衡。

2. 将脚后跟慢慢向上拉至臀部。不要移动大腿，只是弯曲膝盖。

3. 保持姿势。

4. 将脚慢慢放回到地板上。

5. 用另一条腿重复上述动作。

6. 增加其他变化以持续提高平衡性。

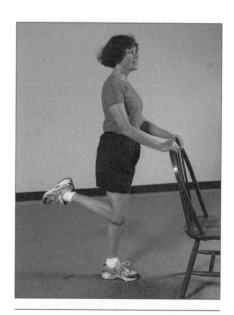

膝关节弯曲。

侧抬腿（髋部和大腿两侧）

1. 站直，抓住桌子或者椅子背面以保持平衡。双脚稍微分开。收缩腹部肌肉。

2. 将一条腿慢慢抬至侧面15 ~ 30厘米的位置。

3. 保持姿势。

4. 将腿慢慢放下。

5. 整个训练过程中背部和双膝保持挺直，但是不要锁住。

6. 用另一条腿重复上述动作。

7. 准备好后增加一个环状弹性阻力带在双腿外侧。

8. 增加一些变化，持续改进以提高平衡性。

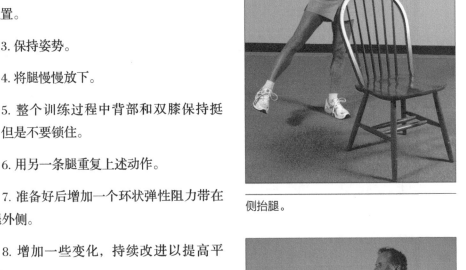

侧抬腿。

小腿抬起（脚踝和小腿肌肉）

1. 站直，抓住桌子或者椅子以保持平衡。

2. 慢慢地、尽可能高地踮起脚尖。

3. 保持姿势。

4. 将脚后跟慢慢放回到地板上。

5. 仅在单腿站立时完成这项训练，然后随着力量的增强双腿交替进行。

背部、肩部、胸部和双臂的训练

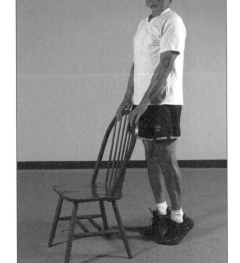

小腿抬起。

这一系列的训练可以增强上肢的力量、灵活性、柔韧性和功能。进行这些训练有助于完成日常的活动，其中包括将物体举过头顶，携带杂物，用真空吸尘器吸尘或者打扫，抱着孩子和宠物，沐浴，如厕，穿衣，喂马，准备食物和吃饭，以及开车等。

肩关节弯曲（肩部）

1. 坐在椅子上，双脚平放在地板上。双脚分开与肩膀同宽。

2. 双臂在身体两侧向下伸直，手掌向内。

3. 双臂在身体前方向上举至肩膀的高度。保持双臂伸直并翻转，从而使手掌向上。

4. 保持姿势。

5. 将双臂慢慢放回至身体两侧。

6. 准备好后可以增加哑铃重量。

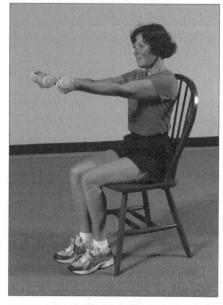

利用手持哑铃进行肩关节弯曲锻炼。

举起手臂（肩部）

1. 坐在椅子上，双脚平放在地板上。双脚分开与肩膀同宽。

2. 保持肩膀放松，双臂在身体两侧向下伸直，掌心向内。

3. 将双臂向上抬至两侧肩膀的高度。双臂保持伸直，掌心向下。

4. 保持姿势。

5. 将双臂慢慢放回至身体两侧。

6. 准备好后可以增加哑铃重量（不要太重）。

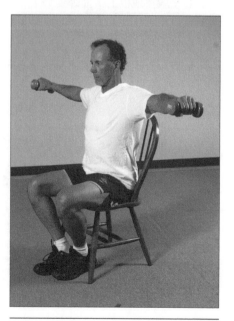

利用手持重物。

利用弹性阻力带侧抬肩膀（肩部）

1. 站立或者坐下时，一只脚踩住弹性阻力带的一端，并用另一只手抓住另一端。

2. 使一只胳膊在一侧自然下垂，手掌向内。

3. 肘部略微弯曲，将手臂向上抬至同侧肩膀的高度。

4. 将手臂慢慢恢复至起始姿势。

5. 用另一只手臂重复上述动作。

变化：这一训练的改进之处是前肩提高。在这一改进动作中，弹性阻力带是踩在抬高手臂同侧身体的脚下。将手臂抬至身体前面。

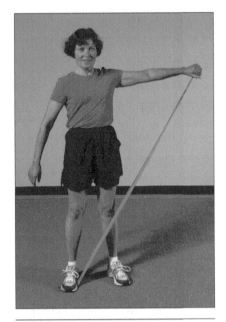

利用弹性阻力带侧抬肩膀。

胸部飞鸟（胸部肌肉）

1. 平躺在地板上（仰卧姿势）。

2. 每只手中各抓1只哑铃。

3. 双手合拢，与胸部同高，掌心向内。肘部略微弯曲。

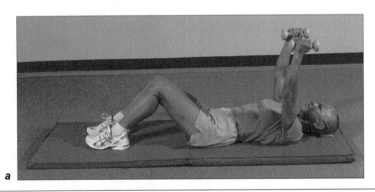

利用哑铃进行胸部飞鸟练习：（a）举起或者闭合姿势。

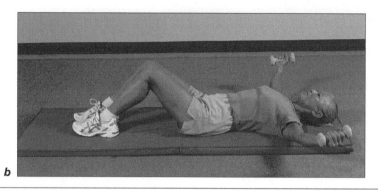

b

（b）放下或者打开姿势。

4. 张开双臂，直至肘部与肩膀同宽为止。

5. 保持姿势。

6. 双臂合抱（就像是抱着一棵树），这样就可以使双手再次合拢。

利用弹性阻力带进行胸部推压（胸部）

1. 两只手各抓住弹性阻力带的一端。将带子搭在上背部的后面。

2. 将肘部弯曲至90°，然后抬起双臂使其与地板平行。向前推压双臂直至变直为止。

3. 慢慢弯曲肘部，然后恢复至起始姿势。

4. 始终保持腕部伸直。

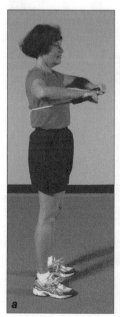
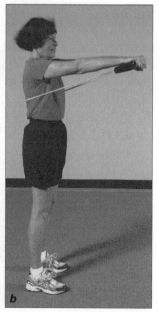

a   *b*

利用弹性阻力带进行胸部推压:（a）弹性阻力带位于上背部后面;（b）双臂向前推压。

利用弹性阻力带进行坐式划船训练（上背部、肩部和颈部）

1. 在地板上坐直，双腿向前伸直。

2. 两只手各抓住弹性阻力带的一端。为了安全起见，将弹性阻力带从头到尾缠在双脚上。

3. 在身体前方伸直双臂，肩膀放松，掌心相对。

4. 收紧腹部肌肉，同时将橡皮筋的两端向髋部拉动。将肘部拉回，这样就可以将背后2块肩胛骨挤在一起。

5. 将双手慢慢恢复至起始姿势，然后再重复上述动作。

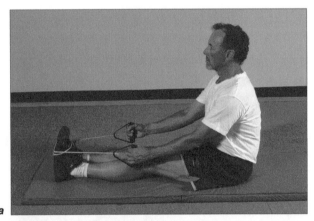

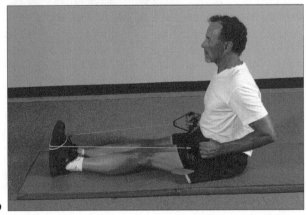

利用弹性阻力带进行坐式划船训练：（a）弹性阻力带缠住双脚；（b）将弹性阻力带的两端拉至髋部。

利用哑铃进行肱二头肌弯举训练（上臂前部）

1. 身体前倾坐在无扶手椅子的边缘，背部挺直。

2. 双脚平放在地板上，略微分开，与肩膀同宽。

3. 抓住旁边的手持哑铃，双臂伸直，掌心向内。

4. 慢慢弯曲一只肘部，然后将哑铃向着胸部举起。旋转手掌朝向肩部，同时举起哑铃。

5. 进行训练的同时，收紧腹部肌肉。

6. 保持姿势。

7. 将手臂慢慢回至起始姿势。

8. 用另一只手臂重复上述动作。

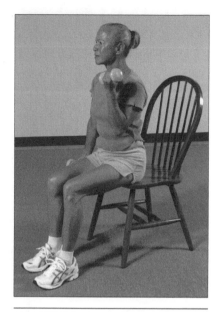

利用哑铃进行肱二头肌弯曲训练。

利用哑铃进行肱三头肌伸展训练（上臂背部）

1. 身体前倾坐在椅子的边缘，背部挺直。

2. 双脚平放在地板上，略微分开，与肩膀同宽。

3. 抓着手持哑铃的同时，将一只手臂向着天花板方向伸直举起。用另一只手在这只手臂的肘部下方提供支撑。

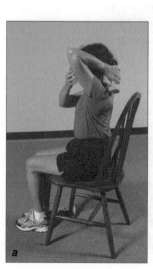
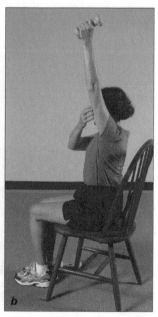

利用哑铃进行肱三头肌伸展训练：（a）肘部弯曲，哑铃面向肩部；（b）肘部伸直，哑铃面向天花板。

167

4. 弯曲举起手臂的肘部，将手持哑铃拉向肩膀方向。

5. 将手臂向着天花板方向慢慢拉直。

6. 保持姿势。

7. 重复上述动作，再次将手臂向着肩膀方向慢慢弯曲。

利用弹性阻力带进行肱二头肌弯曲训练（上臂的前部）

1. 双脚位于弹性阻力带的中心位置，保持站立。用双手抓住弹性阻力带的两端。

2. 首先使双臂在身体两侧自然下垂，双手的掌心向上。双肘紧紧贴着身体。

3. 弯曲双臂，从而使拳头向上弯曲至肩膀位置。

4. 慢慢放下双臂。

这项训练还可以通过交替使用双臂来完成。

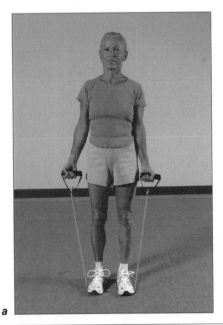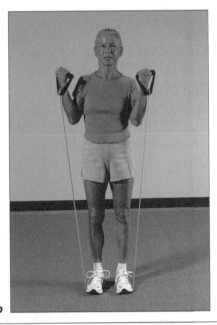

利用弹性阻力带进行肱二头肌弯曲训练：（a）弹性阻力带位于脚底，双臂下垂；（b）双臂弯曲至肩膀位置。

利用弹性阻力带进行肱三头肌伸展训练（上臂的后部）

1. 一只脚踩住弹性阻力带的一端。用身体另一侧的手抓住弹性阻力带的另一端。另一只脚向后退一步。

2. 略微弯曲前膝。放松髋部上的空手。

3. 将抓着弹性阻力带的手放在髋部上，掌心向下。

4. 在身后将手臂慢慢拉直。

5. 将手慢慢放回至髋部。

6. 用另一只手臂重复上述动作。

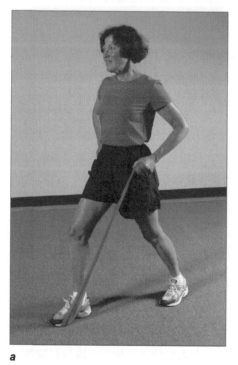
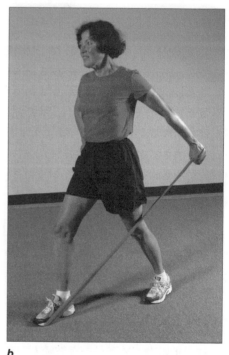

a　　　　　　　　　　　　　　　　　　*b*

利用弹性阻力带进行肱三头肌弯曲训练：（a）将弹性阻力带踩在脚下，一只膝盖弯曲，一只手放在髋部；（b）手臂在背后伸直。

如果你患有关节炎

开始锻炼前，按摩一下僵硬部位或者疼痛的部位，或是在将要锻炼的部位采热敷疗法。热敷可以放松关节和肌肉，还有助于缓解疼痛。对于有些人来说冷敷还可以减轻疼痛和肿胀。冷敷通常是在锻炼后使用的。你可以通过多种方式采用热敷和冷敷，具体如下。

- 锻炼前采用温水（不是热水）淋浴。
- 在疼痛部位使用加热垫或者热敷包。
- 在温热的水池中坐上几分钟。
- 在毛巾里裹上冰袋或者冷冻蔬菜，然后放在疼痛部位。

拉伸练习

柔韧性通常是健身计划中最容易被忽略的一部分。要想提高柔韧性，就需要经常进行一些拉伸练习。拉伸练习可以说是进行起来最容易而且是最令人享受的锻炼类型。你几乎可以拉伸身体上的每一块肌肉。良好的柔韧性意味着活动自如，可以完成自己需要去做或者喜欢去做的任何事情。不过，只进行拉伸练习并不能增强耐力和力量。你需要完成全部3项锻炼（有氧运动、力量强化训练和柔韧性训练），这样才能使健身保持平衡。

除了完成锻炼计划中的拉伸练习，还可以在其他时候进行缓和的拉伸练习。例如，如果你已经坐了好长一段时间，拉伸一下肩部、背部和颈部的肌肉就会感觉好很多。拉伸和按摩紧绷的肌肉都是重要的压力管理方法。

拉伸方法和提示

许多年以来，教练员一直鼓励人们在活动前大力拉伸冰冷的肌肉以进行放松。最近几年里，通过拉伸热身的情况已经很少见了，这是因为拉伸练习可能会导致受伤。如果是在锻炼前进行拉伸练习，那么拉伸动作需要轻柔且短暂。进行几分钟的有氧运动后再进行剧烈的拉伸练习。健身锻炼后进行拉伸练习有助于肌肉放松并恢复至休眠状态。肌肉由于在健身锻炼后变得松弛所以很容易进行拉伸。始终遵循这些指导准则，以便从所进行的拉伸练习中获得最佳效果。

- 如果曾做过髋关节置换手术、其他外科手术，或者受过伤，需要找医生或是物理治疗师商量一下进行哪些拉伸练习较为合适。

- 如果某一天只是进行拉伸练习，那么需要首先完成少量轻松的漫步，同时拉伸手臂进行热身。在肌肉预热前拉伸得太过用力会导致受伤。

- 转换为拉伸练习时，保持肌肉的张力。保持拉伸动作 10 ~ 20 秒的时间，然后再慢慢放松。随着经验的增长，可尝试保持拉伸动作 30 ~ 60 秒的时间。

- 2 次拉伸练习之间放松一下，然后再重复。尝试在每次拉伸时伸得稍微远一些。

- 每次锻炼时进行每项拉伸练习 3 ~ 5 次。目标是缓慢而认真地完成每项拉伸练习，从而自始至终都可以保持控制。

- 永远不要拉伸至感觉疼痛的位置。轻微的拉扯动作就够了。

- 不要在肌肉完全拉伸时弹跳。弹跳会导致受伤。

- 正常呼吸。拉伸期间缓慢地深呼吸，让肺部完全充满，感觉到隔膜在移动。吸气时可以略微增加拉伸，然后在保持拉伸动作期间呼气。

- 在拉伸期间，避免伸直关节时将其锁在某个位置。双臂和双腿在拉伸时应是伸直状态，但是不要锁定为紧绷的伸直姿势。拉伸期间关节略微弯曲。

从地板上站起来

如果担心自己从地板上站起来可能会有困难，那么可以要求某人和自己一起锻炼。如果有需要的话，你们可以互相帮助。下面介绍的一些提示可以帮助你进入平躺姿势然后再站起来。

躺在地板上

1. 站在不会翻倒的牢固的椅子旁边。如果有必要的话，将椅子放在墙边。

2. 双手放在椅子的座位上。

3. 单膝弯曲，降低身体。

4. 放下另一只膝盖。

5. 左手放在地板上，然后在将左髋部靠在地板上时靠在左手上。

6. 身体重量现在压在左髋部上，伸直双腿。

7. 躺在左边，然后翻回到地板上。

从地板上站起来

1. 翻回到左侧。

2. 右手放在地板上大约是肋骨处旁边的位置，然后将肩膀从地板上推起来。

3. 身体重量现在压在左髋部上。

4. 向前翻到膝盖位置，然后依靠双手提供支撑。

5. 双手放在经常躺着的椅子座位上。

6. 抬起双膝，以使一条腿弯曲，一只脚平放在地板上。

7. 靠在椅子上以提供支撑，然后从这一姿势站起来。注意：还可以从右侧完成这一动作。

个 人 档 案

乔治，56岁

在最近的身体检查中，乔治向医生诉说自己频繁出现关节僵硬和疼痛现象。他获悉自己患了关节炎后感到非常惊讶。虽然他知道关节炎在老年人群中非常普遍，但还是怀疑自己这么年轻怎么就出现了这种状况。经过药物治疗、疼痛治疗和其他部分的治疗计划后，他的医生开的处方是要经常锻炼。医生强调了锻炼对健康的诸多好处，但是真正引起乔治注意的是医生解释了如果不锻炼会发生的后果。医生说，如果不锻炼的话，乔治的关节就会变得更加僵硬，疼痛也会加重，肌肉也会逐渐变小、变弱，而且骨头也会变得更加脆弱。长时间始终弯曲成某个姿势的关节（不运动）也可能会无法伸直。乔治甚至可能会丧失这些关节的功能。有时候，乔治一直是在试图避免锻炼，尤其是经过关节炎突发症状后更是如此。不过他决心定期进行均衡的健身计划。他参加了水中有氧运动班，有时也会骑会儿健身自行车，并通过拉伸练习遵循锻炼计划。他还利用轻哑铃和弹性阻力带进行力量强化训练。到目前为止，他的关节炎恢复得很好。定期锻炼的一个最大好处已经避免了因为关节炎疼痛而导致的忧愁。

主要肌群和关节的拉伸练习

本节介绍伸展主要肌群和关节的几个例子。其中的许多锻炼都是基于《美国国立卫生研究院有关老年人的运动指南》(*A Guide From the National Institute on Aging*)

腘绳肌拉伸（大腿背侧）

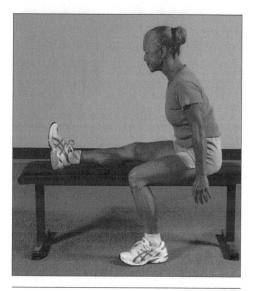

1. 侧身坐在长凳或者其他硬物表面上（例如并排放着的两把椅子）。在长凳上伸直一条腿，另一条腿离开长凳，同时将脚放在地板上。

2. 从髋部（不是腰部）向前倾，直至感觉到长凳上的腿有牵拉感为止。背部和肩部保持挺直。

3. 保持拉伸动作的同时收紧腹部肌肉。

4. 放松，然后用另一条腿重复上述动作。

腘绳肌拉伸。

小腿拉伸（腿的下部）

1. 双手扶墙站立，双臂伸直，与肩膀齐平。

2. 后退30～60厘米，同时保持一条腿伸直，另一条腿的膝盖弯曲。两只脚都平放在地板上。

3. 如果没有感觉到拉伸，将后脚从墙边移开，直至小腿感觉到拉伸为止。

4. 保持膝盖伸直。

5. 用另一条腿重复上述动作。

注意：还可以在双膝弯曲的情况下完成这项拉伸练习。开始散步或者慢跑前，进行轻微的小腿拉伸最为合适。

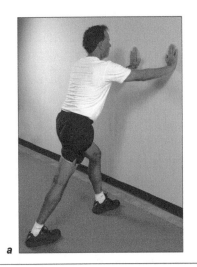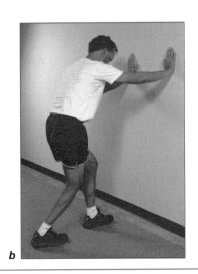

小腿拉伸:(a)后膝伸直;(b)双膝弯曲。

肱三头肌拉伸(上臂的背面)

1. 右手抓住一条毛巾。

2. 抬高右臂并使肘部弯曲,以便使毛巾呈褶状垂在后背上。

3. 用左手抓住毛巾的底端。

4. 左手每次在毛巾上向上移动2～5厘米(这个动作将右臂拉下来,从而引起拉伸运动)。继续将左手尽量向上移动。

5. 调换双手位置,然后重复上述伸展动作。

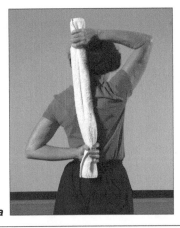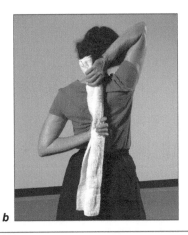

肱三头肌拉伸:(a)起始姿势;(b)左手在毛巾上向上移。

腕部拉伸

1. 双手合拢放在胸前，呈祈祷姿势，双手相互平压。
2. 慢慢抬高肘部，直至双臂与地板平行为止。双手保持相互平压。
3. 保持姿势，然后再次重复。

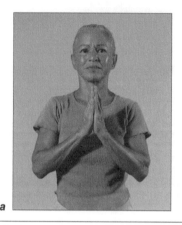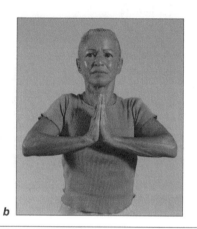

腕部拉伸：（a）双手呈祈祷姿势；（b）双手肘部抬起。

腿部和背部拉伸

1. 仰卧在地板上，双腿在身体前方伸展。
2. 弯曲一只膝盖，然后将其慢慢抬至胸部位置。用双手抓住抬高腿的膝盖处并拉向自己。
3. 保持姿势。
4. 将腿恢复至伸展姿势，然后用另一条腿重复拉伸运动。

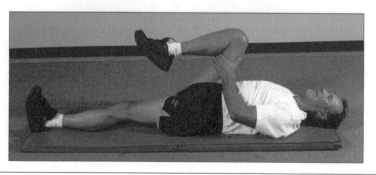

腿部和背部拉伸。

弓背拉伸

1. 双手撑地跪在垫子上，背部伸直，头部下垂。

2. 保持低着头，弓背，然后就会感觉到从肩部拉至下背部。

3. 保持姿势，然后恢复至起始姿势。

4. 重复拉伸动作。

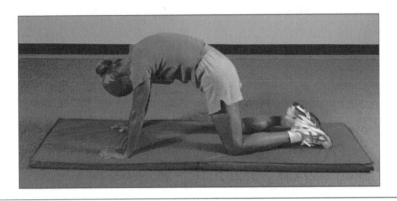

弓背拉伸。

上背部和手臂拉伸

1. 坐在椅子上，背部挺直。

2. 抬起双臂，手指和手掌向上交叉。

3. 尽量向高抬起，同时保持背部和颈部伸直。

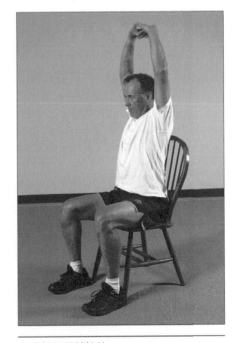

上背部和手臂拉伸。

颈部拉伸

1. 双手放在髋部位置站立，双脚分开与肩膀同宽。

2. 慢慢将头转至左侧。保持下巴和地板平行。不要倾斜头部。保持姿势。

3. 然后将头转至右侧。保持姿势。

4. 注意，进行这项训练时不要向后倾斜头部。

5. 重复拉伸练习。

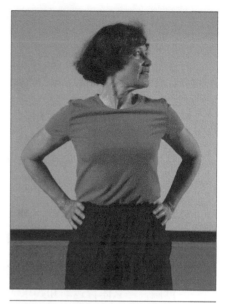

颈部拉伸。还可以在坐着或者躺着的情况下进行这项拉伸运动。

躯干拉伸

1. 双脚分开站立，与肩膀同宽，同时背部挺直。

2. 将右手放在右髋部位置。

3. 收缩腹部肌肉的同时，将左手举过头顶，同时略微弯曲肘部。

4. 将身体向右弯，从而使左臂在头部上方形成弓形。

5. 在右侧重复上述拉伸练习。

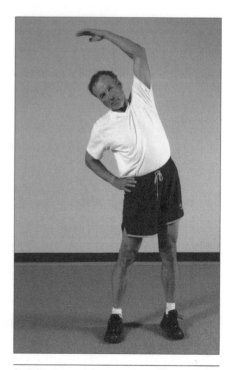

躯干拉伸。

适合于活跃的老年人的体育运动

许多超过50岁的人会参加体育运动和娱乐活动。体育运动和娱乐活动都属于均衡健身计划，其中有很多值得推荐的地方。

- 参加体育运动是保持体能的极好方式。许多积极的体育运动都可以看成是锻炼。通过体育运动消耗能量可以增进整体素质，而且还有助于控制体重。由于进行体育运动时玩得很开心，所以体育运动并不像是锻炼，而更像是保持活力并参与。时光飞逝，你可能几乎不会注意到其中的努力。

- 开始关注游戏的战略和战术时，就已经抛开了压力。参加体育运动有助于缓解压力，可以增强自尊心并提升自我满意度。

- 可以规划社会活动机会来带领家人和朋友参加体育运动。如果是在旅行或是在度假，那么体育运动和娱乐活动就是认识新朋友和了解地方文化的极好机会，你原来根本不会碰上这样的机会的。你还会遇到可以共享价值观与兴趣的其他人。

你可能会想："我不会进行体育运动。体育运动只适合于运动员。"虽然有些体育运动最好留给年轻人或者更擅长运动的人们，但是你可以在自己的一生中参加许许多多的体育运动和娱乐活动。每一年都会有成千上万的"70后""80后"和"90后"参加奥运会，其中的体育赛事包括篮球、短跑还有竞走等所有项目。

随着人们年龄的增长，许多人还没有参加体育运动，这是因为他们认为风险太高。但是，切记，这种风险只是一个相对的概念。你每天都会面临风险：上下车，穿过停车场，或者是冒险外出购买日用品。这类风险是已知的且可以接受的。

每项体育运动或者娱乐活动都具有风险。风险等级各有不同，有的非常低（散步或者打高尔夫球），而有的风险非常高（滑冰或者高山滑雪）。一般来说，受伤的风险随着运动速度、可能性和降落的后果以及身体接触的数量而增加。所有风险都是相对的，且取决于具体的体育运动和自己的技术水平、身体状况以及经验。

无论选择哪种体育运动，都要考虑自己需要什么，还要对管理风险进行良好的判断，然后才能快快乐乐地享受，而且没有危害或者受伤。例如，如果参加了附近学校的固定道路快走项目，那么受伤的风险就很低。但是如果在很难到达的偏远山区去徒步旅行，那么风险就会非常高。即使是适应了高海拔的经验丰富的徒步旅行者，装备充分，而且熟悉环境，那也比在高中学校田径赛道上的风险大得多。不过，由于你非常积极，而且身体健康，与身体不健康且毫无经验的人相比，你的风险就要低很多。

找到自己感兴趣的体育运动，评估自己的积极性、技能、身体状况和资源优势，然后再决定哪种体育运动最适合自己。使用行动计划10.3中的问题来评估一些常见的体育运动和娱乐活动。一旦确定了自己感兴趣的体育运动后，就要制订计划来弄清楚如何才能参与。

行动计划10.3：选择一种体育运动或者娱乐活动

回答自己感兴趣的这些活动或者其他活动的相关问题。回答的"是"越多，这项活动就越有可能是你的理想选择。

高尔夫球	网球	垒球	徒步旅行	骑自行车	跳舞	其他
你是否具备必要的知识和技能？						
你的整体状况如何？ • 有氧运动 • 力量 • 灵活性 • 平衡性 • 协调性						
你的受伤风险是否相对较低？						
参加体育运动的地点是否方便？						
是否有自己的装备？						
是否可以承担参加的费用？						
是否喜欢社交方面的体育运动？						

有些人喜欢比赛，而体育运动正是进行比赛的健康方式。但是你不需要与其他人竞争。你可以同自己竞争，在自己的整体健身计划中纳入体育运动相关的目标。

许多人会参加公路赛、趣味散步或者趣味长跑，而并不会努力提前完成任务。他们的目标只是享受友谊至上，完成比赛，获得比赛T恤衫，然后对自己的成绩感觉良好。其他人参加赞助活动是为慈善筹集资金。即使对比赛结果并不感兴趣，你最后也可能是获胜者。

个人档案

弗兰，81岁

弗兰加入了步行活动以支持乳腺癌的研究。当她成为70岁以上年龄组的获胜者时，她自己也感到很惊讶。在一组不到10人参加的比赛中，她获得了自己年龄组的第2名，而且最后超过了年轻一点的参与者。

均衡健身的示范方案

在第9章中，我们在FITT计划后介绍了有氧运动训练的示范方案。但是，正如前面所了解到的那样，有氧运动并不是50岁以上人们唯一重要的健身类型。肌肉力量和耐力、平衡性与柔韧性与有氧运动同样重要，而且随着年龄的增长可能更显重要。这些其他类型的健身可以使自己的身体功能运转良好且不受约束。在有氧运动计划中增加训练，以改善肌肉和关节健康状况时，你就具备了完整的均衡健身计划。

在已介绍的各种类型的运动中选择自己喜欢的特定训练（表10.2）。我们的均衡健身示范计划在表10.3中进行了介绍。初期的均衡健身计划展示了各种训练类型的频率（F）。初期计划首先是进行三天的结构化有氧运动，然后再进行两天的力量强化训练。假设你选择步行作为有氧运动。通过查看表10.3中的"初期计划"一栏，你会发现自己计划步行三天（星期一、星期三和星期五）。你可以遵循第9章所推荐的强度（I）和时间（T）。在星期二和星期四，可以按照本章建议的强度和时间，对于每一个主要肌群至少完成一项力量强化训练，这些主要肌群有髋部、大腿前部、大腿后部、小腿、肩部、胸部、上背部、下背部、腹部、上臂前部、上臂后部。记得要改动其中的一些力量训练来帮助改善自身的平衡性。

表10.2 　　　　　　　　　　　　　**建议的结构化锻炼类型**

有氧运动	力量强化训练	平衡性训练	柔韧性训练
步行 水上活动 健身自行车	力量器材、哑铃、弹性阻力带	"随时随地"平衡性练习 动作变化的力量练习	拉伸练习

表10.3 　　　　　　　　　　　　　**均衡健身的示范方案**

一周的每一天	初期计划	高级计划	备用高级计划
星期日	生活方式身体活动	有氧运动 拉伸练习 生活方式身体活动	有氧运动 拉伸练习 生活方式身体活动
星期一	有氧运动 拉伸练习 生活方式身体活动	有氧运动 拉伸练习 生活方式身体活动	有氧运动 拉伸练习 力量强化训练和平衡性训练——下肢 生活方式身体活动
星期二	力量强化训练 拉伸练习 生活方式身体活动	力量强化训练 拉伸练习 生活方式身体活动	有氧运动 拉伸练习 力量强化训练——上肢 生活方式身体活动
星期三	有氧运动 拉伸练习 生活方式体力活动	有氧运动 拉伸练习 生活方式身体活动	有氧运动 拉伸练习 力量强化训练和平衡性训练——下肢 生活方式身体活动
星期四	力量强化训练 拉伸练习 生活方式身体活动	力量强化训练 有氧运动 拉伸练习 生活式体力活动	有氧运动 拉伸练习 力量强化训练——上肢 生活方式身体活动
星期五	有氧运动 拉伸练习 生活方式身体活动	有氧运动 拉伸练习 生活方式身体活动	有氧运动 拉伸练习 力量强化训练和平衡性训练——下肢 生活方式身体活动
星期六	生活方式身体活动 拉伸练习	力量强化训练 拉伸练习 生活方式身体活动	有氧运动 拉伸练习 力量强化训练——上肢 生活方式身体活动

高级计划规定每周进行5天的有氧活动，以及每3天进行一次力量强化训练。此外，还可以通过每隔1天锻炼一次上肢肌肉（肩部、胸部、背部和双臂），以及隔天锻炼一次下肢肌肉（髋部、大腿、小腿和腹肌），从而实现每6天进行一次力量强化训练。

完成有氧运动和力量强化训练后，每次锻炼期结束时都应在缓和运动中对所有主要肌群进行柔韧性训练（拉伸练习）。选择适合于髋部、腿部、小腿、肩部、背部、胸部和双臂的伸展运动。虽然脚踝、腕部和手指的肌肉非常小，但是也不要忘了对其进行拉伸练习。

每天或者几乎每天的生活方式健身锻炼都应是这两种计划的基础。可以通过加入或替换体育运动、娱乐活动和休闲活动来增加多样性。

个 人 档 案

琳达，68岁

琳达大约是在3个月前开始的步行计划。她已经逐步达到每周3天进行30分钟的快走。她决定扩展自己的健身计划，加入力量强化训练和拉伸练习。她根据我们的平衡健身计划的示范制订了自己健身锻炼计划。琳达继续在每个星期一、星期三和星期五进行自己的步行计划，又在自己的整理活动阶段内增加了拉伸练习。在星期二和星期四，琳达利用哑铃或者身体自重练习进行力量强化训练。她在这些天里还加入了一组不同的拉伸练习。琳达还尝试在一周的每一天都加入生活方式健身锻炼——做家务和步行跑跑腿。在周末的娱乐活动中，琳达不是进行结构化训练，而是喜欢做一些娱乐活动，或者与自己的孙子辈一起玩。琳达说多样化的活动方式和自己的"个人合同"有助于保持活力。

小 结

现在，你已经了解了适合50岁以上人们的均衡健身计划的所有重要组成部分：有氧运动、力量强化、平衡性和柔韧性。你还知道如何使用FITT计划制订自己的个性化计划。如果加入所有这些锻炼类型，你就永远也不会失去多样性。

始终要记得对自己最重要的健身锻炼的好处。如果需要停止锻炼1周以上的时间，再次恢复活动时运动强度要削减至以前锻炼水平的一半。

本章重点

如果已经了解了本章的内容，就可以将下面介绍的方法应用到自己的日常生活中。在接下来的几天或几星期里，尝试尽量多地完成这些活动。如果你正在努力变得更积极或者保持积极性，那么就会发现清单中的技能回顾非常有用。

❑ 决定自己喜欢使用哪种力量强化训练设备（哑铃、弹性阻力带、力量器材）。当然，如果愿意的话，你还可以使用这些方法的组合。你可能需要在开始时利用体重提供的阻力，以后就可以始终使用设备提供阻力。

❑ 回顾本章介绍的力量强化训练和平衡性训练以及拉伸练习。对于每一个主要肌群选择一种力量和平衡性训练。对于每一个肌群选择一种拉伸练习。

❑ 使用均衡健身的示范计划来满足自己的需求。根据个人合同的锻炼情况准确记下自己每天需要干什么。

❑ 根据个人合同的锻炼情况准确记下自己每天需要干什么。跟踪记录自己进行的所有健身锻炼并定期回顾一下。

根据需要重新查看以下初期的技能。

❑ 是否很难留出时间进行健身锻炼？参见第4章。

❑ 是否无法确定需要进行哪种健身锻炼？参见第6章和第7章。

❑ 其他人是否阻挠自己努力保持积极性？参见第8章。

❑ 是否在追求变得更加积极的道路上失去了重点？参见第5章中"确定目标"和"奖励自己"的相关信息。

❑ 是否觉得自己的日常健身锻炼很无聊？参见第9章和第10章。

第 11 章

汲取挫败教训和学会压力管理

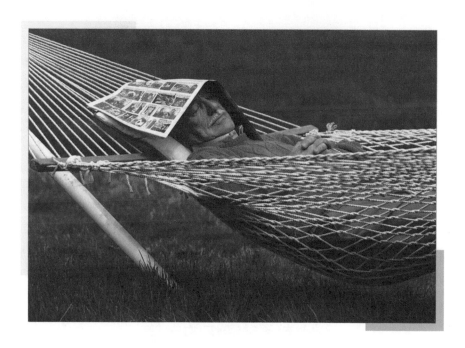

本章内容

- ☐ 评估你在困境中坚持锻炼的信心。
- ☐ 回顾50岁以上老人出现失误的一些常见原因。
- ☐ 把失误当作一次学习机会。
- ☐ 学习快速重回正轨的方法。
- ☐ 掌握以后避免出现失误的方法。
- ☐ 使用健身锻炼来进行压力管理。

本 书旨在帮助你学习终身保持锻炼的技能。但是，在开始一个锻炼计划后，每个人总会在某个时期或某个时间很难继续坚持计划。避开挫折和重回正轨是一个终身的挑战。没有对处理常见问题和避免失误引起恰当的关注，就是你自身的疏忽。

研究新闻报道

问题： 失误的发生和复发情况有多普遍？

回答： 一份基于7 135名基督教青年会成员的研究报道，每年81%的成员都会出现至少一次挫败。在这份研究中，挫败指的是至少已经连续7天没有参加基督教青年会。每名成员每年发生挫败的平均次数是4.8次。平均挫败时长为36天。另一份研究发现，40%定期锻炼者表示自己出现过1次以上的挫败。在这份研究中，挫败复发被定义为至少3个月没有参加锻炼。

如何利用这份新闻报道： 挫败确实会在健身锻炼中发生。如果发现自己至少已经7天以上没有参加锻炼，那么就必须考虑一下是什么原因导致自己没有参加锻炼。尝试缩短失误的时长并尽快重回正轨。不要将失误作为不参加锻炼的借口。

在健身锻炼中出现挫败是很正常的。你可以将挫败作为学习的过程，汲取教训，重回正轨，然后避免挫败再次发生。本章将阐述如何做到这几个方面。

保持经常锻炼的自信

充分的自信预示着未来在某个方面可以做得很好，而自信的程度甚至比之前自身的表现能够更好地预测未来的发展。换言之，如果你认为你可以保持经常性的锻炼，那么很可能就可以做到经常锻炼。研究发现，一般感觉的自信和保持经常锻炼的自信在开始和保持健身锻炼方面发挥不同的作用。在一开始接受新的习惯时，对健身锻炼感到自信是最重要的，而一般感觉的自信对于长期参加锻炼者是最重要的。

完成行动计划1.1的内容，确定自身可能存在问题的次数。参照小贴士的内容处理这些问题。

行动计划11.1：你的自信程度如何

这里列出了你忍不住想不参加锻炼的次数以及一些可能存在的问题。使用这个自信量表能够评估自身保持锻炼的自信程度。设计一个针对自信得分低于50分的情形计划。如果所列出的情形不是自身潜在问题，在计分的空白处写上"NA"（不适用）。经常锻炼并坚持6个月以上（变化阶段的维持阶段）的人，一般这些项目的得分都比较高。

自信量表										
不自信				有点自信				非常自信		
0	10	20	30	40	50	60	70	80	90	100
忍不住想不参加锻炼的次数									自信得分	
你的搭档没有出现										
你的老伴生病了										
天气太冷或太热或太潮湿										
空气中花粉量太高，而且你有过敏症										
下雨										
你扭伤了踝关节，需要拄拐1周										
你必须外出工作										
你感到无精打采										
你熬夜而且睡过头了										
你的健身服弄脏了										
你做了大手术										
你对每天的锻炼厌烦了										
你已经5天没有锻炼了										
你已经2个星期没有锻炼了										
你增加了不少体重										
你想看电视连续短剧										
你要参加很多假期聚会										
你经常使用的健身设备（自行车、跑步机）坏了										

保持经常锻炼的方法

毫无疑问，每个人都会偶尔遇上一些问题，然后错过一段时间的健身锻炼。接下来，你将了解一些常见的问题以及解决这些问题的办法。

在受伤的情况下

唯一一种保证不受伤的方式就是永远不参加锻炼。虽然你无法做好防止受伤的计划，但有时你可以预料到一些小的不便之处。以下是一些在受伤的情况下保持经常锻炼的方式。

- 如果扭曲、扭伤或拉伤了关节或四肢，那么可以按照以下4个步骤（RICE）处理轻伤。同时，也可以使用如乙酰氨基酚、布洛芬、阿司匹林或其他温和的止痛药。在受伤或疼痛改善后，继续进行健身锻炼。
- 减少热身锻炼的强度，同时观察受伤是否恢复。
- 寻找其他不会对受伤部位造成压力的锻炼。如果因为腰疼而无法完成高尔夫挥杆动作，或者因为肘部问题而无法打网球，那么可以考虑在家附近或公园周围走一走。可以尝试散步、骑自行车、较轻负重力量训练或游泳。
- 改变锻炼内容以便保护受伤部位。例如，如果游泳加重肩周炎，那么可以只使用双腿和双脚作为推进力，或者可以使用脚蹼和踢水板。
- 继续留出健身锻炼的时间。一旦有时间进行健身锻炼，那么即使在受伤的情况下也要保持锻炼的时间。

在生病的情况下

生病会干扰你的锻炼计划，其中包括诸如喉咙痛的小问题或者心脏病或中风等大病。生病到哪种程度必须停止健身锻炼呢？对于这个问题并没有固定的规则。你可以采用常识和一些一般原则来指导锻炼。第3章介绍了针对特殊健康问题的人进行健身锻炼的具体建议。

- 时刻听从自己身体的心声。如果你受凉头脑发胀但是没有发烧，那么温和的健身锻炼可以让你感觉好些。但是，如果你在散步时有点轻微感冒而且觉得很疲劳，或者你在走了几分钟后觉得更难受，那么最好停止散步返回家中。保持轻微的锻炼直到自我感觉好些，接着再继续进行之前的锻炼等级。

治疗轻伤的RICE方法

R—休息（rest）：让受伤部分的身体进行休息。休息所需要的时间会根据受伤的严重程度而有所不同。对于大部分轻伤，身体仍然可以安全地继续进行强度较低的健身锻炼。来回走动比采用完全休息的方式可以更快地恢复身体。

I—冰敷（ice）：在受伤后，尽快对受伤部位进行冰敷，这样可以减少受伤部位出现肿胀、出血、炎症和疼痛。冰敷时，可以采用包裹冰块或使用塞了冰块的布。一般的规则是冰敷20~30分钟，接着将冰块拿开至少30分钟。每天可以重复这个操作过程3次。

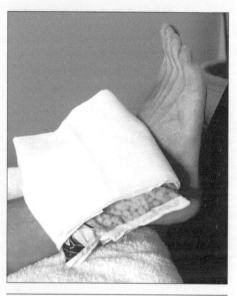

从冰箱里抓过一包冷冻蔬菜就可以完成快速且简便的冰敷法。

C—包扎（compression）：在冰块放置的位置轻轻按压可以减少肿胀。在施压时，可以采用弹性绷带。在使用绷带的过程中，必须持续稳定地施压。但不要将绷带缠绕得太紧，这样会减慢血液流动。如果受伤部位的肿胀很严重，那么每隔半个小时必须松开绷带，然后再重新缠绕绷带。

E—抬高（elevation）：首先，将受伤部位抬高到心脏位置以上直到肿胀消减，即使是在睡觉的时候也应如此。重力会避免血液和其他流体淤积，从而改善血液循环和减少肿胀。

■ 出现发烧或者疼痛以及位于颈部以下的病症（例如流感导致肌肉疼痛）时，不要进行健身锻炼或训练。这时身体需要能量对抗疾病和进行自我修复。必须在退烧至少48小时以后才可以重新开始健身锻炼。随着力量和耐力的改善，可以逐渐恢复到之前的锻炼级别。在开始增加健身锻炼时，可以使用各种技能和重复步骤来帮助自己进入锻炼状态。

■ 不要忽视健身锻炼中胸部出现疼痛、压力或者饱胀感的情况。必须特别注意下巴、肩膀或手臂出现疼痛或压力的情况。查看第12页表1.4中所列出的健身锻炼中正常和反常的症状。当在进行健身锻炼发现反常症状时，必须立刻看医生，特别是在停止锻炼和进行休息时反常症状又消失了的情况下。

- 不要期望立刻能够进行与生病前相同锻炼量的锻炼。如果因为生病不得不停止数天或者更长时间的锻炼，那么你的健身水平将会有所下降。休息的时间越长，健身水平下降的程度越明显。在重新开始锻炼时，必须减少锻炼计划。保持乐观的态度，同时不要轻言放弃。只要对锻炼目标充满自信，同时保持尽心尽力，就可以重新开始。事实上，只要稍微假以时日，你就可以恢复到之前的水平，或者达到更高的健身水平。

流言终结者

流言：心脏病是男人的专属疾病。

真相：男人确实比女人更容易在50岁前罹患心脏病。医生们认为，女性雌激素可以保护女性避免心脏病发作直到更年期。但是，在更年期后，女性发生心脏病的风险开始上升。到了65岁，女性发生心脏病的风险与男性发生心脏病的风险持平。总体来说，心脏病是世界上大部分地方女性死亡的头号杀手。在美国，心脏疾病的死亡人数是乳腺癌死亡人数的6倍。女性因为心脏病导致死亡或者发生二次致命心脏疾病的概率是男性的两倍。这种差异的发生是因为女性经常忽视或者误判警告信号。女性不应该自欺欺人地认为自己不会罹患心脏病。

个人档案

弗兰克，69岁

弗兰克的常规体育锻炼计划就是在家附近散步45分钟。他每天或者几乎多年来每天都这样做。不幸的是，弗兰克得了肺炎而且住院治疗了5天。但是，即使在医院里，护士也坚持让他每天起床后走几分钟。当他回到家中以后，他仍然每天努力早起并在屋子里来回走动，做一些日常锻炼。他的妻子要上班，因此他自己做午饭，走到邮筒寄信和洗衣服。2周以后，他有时可以以较慢的步伐重新开始10分钟的散步。第1天，他在开始走了5分钟后不得不停下来休息。但是，他能够逐渐地增加散步的时长。弗兰克花费了大约2个月的时间才能够一次性完成45分钟的散步。他很开心自己又重新变得有力气和精力了，而且又可以享受自己定期的日常锻炼。

流言终结者

流言：医生们建议在生病或手术后卧床休息和不要锻炼。

真相：这种方法已经被证实是错误的。在很多情况下，卧床休息会延迟之前健身锻炼水平的恢复。尽可能快地开始一些诸如从床上起来走到浴室等轻微的锻炼，这是恢复过程的重要部分。即使在大型手术后，一般也建议进行轻微的锻炼。可以经常与医生谈论在生病或者手术后可能进行哪些类型和级别的健身锻炼，某些健身锻炼类型可能会影响伤口的康复。

在家庭职责干扰锻炼的情况下

有时候，家庭职责会干扰你的锻炼计划。家庭职责因人生阶段而有所不同。即使在年龄较大的时候，你也有可能要承担家庭职责。

- 不要为了健身锻炼计划而忽略自己的家庭职责。但是，记住照顾好自己也是很重要的。如果忽视了自身的需求，你也无法支持或照顾他人。

- 为自己保留一些时间。

- 在需要的情况下，向家庭其他成员寻求帮助。

- 向社区机构寻求专业帮助或支持。

- 邀请自己的伴侣或搭档参加锻炼。一起参加锻炼是其中一个最好的沟通时机。如果一起散步，可以在不受到干扰的情况下倾听搭档的消息或日常关注点。如果搭档只是刚刚开始锻炼，则必须降低锻炼的强度。

在社交锻炼导致无法参加锻炼的情况下

在空闲时，你可能都想与朋友们一起度过。或许，你可能跟朋友去听音乐会或看球类比赛，或者打桥牌。虽然这些锻炼都很刺激而且令人愉快，但是这些锻炼都无法提供足够的健身锻炼。考虑以下这些方式以便保持经常锻炼。

- 寻找更多可以跟朋友一起参加的锻炼性娱乐活动。跳舞、徒步、骑自行车、观鸟、高尔夫、钓鱼和传统的锻炼都很好地将社会锻炼和健身锻炼组合到一起。同时，你还可以交到重视健身锻炼的新朋友。

- 让朋友知道，你担心这种方式太怠惰了而且你想尝试比较积极的健身锻炼。在你的努力之下，你可能会吃惊地发现，很多朋友都想加入更加活跃的锻炼。

■ 不要忽视朋友或者放弃自己喜欢的健身锻炼。同时，不要让自己怠惰的朋友破坏了自己积极的努力。

在工作干扰锻炼的情况下

你的工作或志愿者承诺可能会影响你的经常性锻炼。在这种情况下，记住以下这些选择。

■ 在工作前先完成锻炼。对于积极的人而言，在开始打扮前，每天早晨的第一件事都

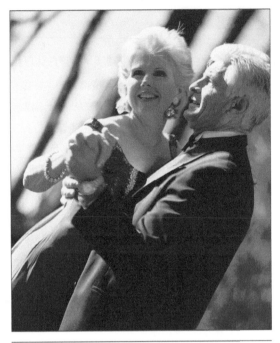

将社交锻炼和健身锻炼组合到一起，例如跳舞。

是最规律的。大多数预料之外的干扰都发生在一天快结束的时候而不是开始的时候。早晨积极参加锻炼，这样不仅可以做到锻炼而且可以完成锻炼。同时，还可以充满精力地做好面对一天工作的准备。

■ 尝试在日常工作中安排简单且不定期的锻炼时间。可以每隔2～3小时进行5分钟散步。或许也可以绕着街区走一走，爬一段大楼的楼梯或者快步走出大厅然后再返回。占用工作中这么短的时间并不会产生多大的效率影响。事实上，在短暂的锻炼休息后，很可能你工作的感觉更好而且更加专注。

■ 通过在工作中构建积极性可以减少消极怠工的毛病。可以找到办公室附近的停车场并跟同事会合，一起从停车场快走15～20分钟。如果你是项目的管理者或公司主管，可以走到同事的办公区和工作岗位上。

在必须出差的情况下

出差（不管是为了生意还是娱乐）可以增加很多健身锻炼的机会。以下列出了几种情况。

- 在有健身中心或泳池的饭店订房间。很多价格适中的饭店都提供了带有心肺锻炼设备的小型健身房。有些饭店还配备了电视。这样，在锻炼的过程中，你还可以了解新闻。

- 检查行李时带上休闲鞋或将鞋子放在储物柜上。在等待飞机的时候，可以穿上鞋子快步走过机场候机楼。

- 询问饭店最近的停车场或小路。有些饭店会提供散步或慢跑区域的地图。在早晨早餐前，可以先快步走。没有任何事情能够像大清早锻炼这样，让你变得精力更充沛或者更好地为每天的琐事做好准备。

- 走路而不是打车到达约定地点。每天都找时间进行几分钟的健身锻炼。饭前或饭后短暂的散步可以提高自我意识并让自己接下来一天的工作更加高效。

- 在每天会议结束后做一些锻炼。在回到房间前，可以散步或者外出吃饭，这样自我感觉会更好些。

在度假或放假的情况下

对于很多老年人来说，在退休后出去旅行的想法是他们保持锻炼计划的强烈动力。如果因为不锻炼而导致耐力太差或身体问题，将无法尽情地享受旅行。在度假时，为了避免出现失误，可以按照以下方式保持锻炼。

- 可以尝试之前从未尝试过的休闲锻炼。

- 散步时可以享受景色。很多著名的城市都提供了徒步旅行。

- 走路去公园和博物馆。不要搭乘旅游巴士。在可以走路的情况下，干吗要坐车呢？

- 做好花费部分时间享受走路和骑车的计划。大多数城市的河流、大海或湖泊都有可供人们散步甚至骑车的海滨

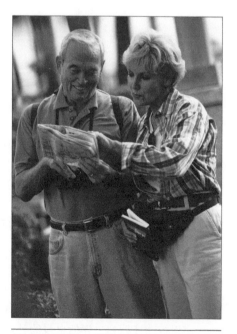

保持积极锻炼，这样在退休后你才能够享受旅行。

区，例如悉尼、旧金山、芝加哥和渥太华。

- 参加生态观光旅游。找到一项自己喜欢的锻炼。钓鱼、狩猎、观鸟、骑马、划皮艇、野外滑雪和骑自行车都可以让你在正常的日常工作之余保持积极锻炼。

在游轮上保持积极锻炼。众所周知，游轮旅行有美食体验。如果不想回到家里时，除了多出了纪念品还长了额外的体重，那么就要积极锻炼。可以在甲板上散步，使用健身房锻炼，走楼梯而不是坐电梯或者参加舞蹈课程。找一些包含诸如潜水、徒步、骑自行车或划皮艇等锻炼的短途旅行。可以省下打的或乘观光巴士的钱，以走路的方式观赏景区，甚至购买纪念品时也可以进行健身锻炼。

小　贴　士

如果到海拔较高的地方旅行，那么必须注意高原反应。每个人对于海拔变化的适应能力存在显著的差异，即使对于身体特别健康的人来说也是如此。超过 1 500 米的海拔会导致心脏病和肺病患者出现严重的问题。高原反应的最初症状如下。

- 呼吸急促。
- 头疼。
- 头晕。
- 恶心。
- 睡眠困难。

如果出现严重的呼吸急促，那么必须尽可能快地返回较低海拔的地方。如果症状仍然持续，那么必须寻求医疗帮助。一般情况下，轻微的呼吸急促症状会在 1 天或 2 天内消失。可以通过减少锻炼强度、充分休息和不喝酒的方式，适应较高海拔，避免高原反应。

高风险情形

必须学习管理不积极锻炼的高风险情形。提前考虑和计划是至关重要的。尝试提前确定何时会出现想要不积极锻炼的情形。回顾本章前探讨的自信评估内容，同时了解自身自信得分。提出几种可以让自己保持积极锻炼的方式。在经历了高风险情形后，使用行动计划11.2评估自身的处理方式。以下几个例子演示了其他人在自身健身锻炼计划受到干扰后的处理情形。

行动计划11.2：评估高风险情形

描述最近几周里发生的高风险情形。情形发生前：_____

_____

情形发生的过程：_____

_____

情形发生后：_____

_____

总体来说，你是如何处理这种情形的？从1到5，评估自己的成功等级。

不是很好				非常好
1	2	3	4	5

如果你认为自己很成功（达到3或以上的等级），那么什么是你获得成功的关键呢？

_____

如果你认为自己非常失败（3以下的等级），那么下次你会采取什么不同的方式呢？

情形发生前：

_____

情形发生的过程：

_____

情形发生后：

_____

_____

个 人 档 案

吉姆，58岁

情形发生前： 吉姆前天晚上在办公室工作到很晚才回家。他脑子里有很多想法，因此很难入睡。整个晚上，他因为担心工作上的事情而醒过来几次。因为他早上一般都会锻炼，于是他收拾了训练包，放置好工作服。

情形发生的过程： 闹钟在早上6点响起时，他觉得非常疲劳而且很想关掉闹钟继续多睡1小时，不起床参加锻炼。他记得，他已经准备好训练包，他实在没有任何理由不进行锻炼。吉姆知道，锻炼很可能让自己重新充满精力，而且有利于他更好地处理之后很可能紧张的工作。他意识到，他可以利用骑健身自行车的时间思考新的问题解决策略。于是，他关掉闹钟，慢慢地从床上起来。几分钟以后，他便朝健身俱乐部出发了。

情形发生后： 吉姆完成了日常晨练并且感觉良好。他觉得自己不仅重新充满精力而且可以控制自己的行为，自信地处理脑子里与工作相关的事情。此外，他还做出了练习放松技巧的承诺，以便帮助自己在面对前天晚上的问题时可以入睡。总之，他将自己成功处理这个情形的能力评估为4以上。

吉姆成功的关键在于暗示管理。因为训练包已经准备好了，他必须按照日常程序进行，即使在感到疲劳的情况下也应如此。如果他忘记收拾训练包，那么他可能做出继续睡觉的决定。同时，他改变了睡觉的想法，意识到他将感到充满精力，而且可以利用时间解决问题。

个 人 档 案

黛比，70岁

情形发生前： 黛比一个人生活。她几乎每天晚上都会在晚餐前在家附近散步30分钟。昨天因为下雨她没有出去散步，因此今天她特别想到户外走走。当黛比刚刚走出门时，她的一位朋友打电话邀请她外出吃饭。

情形发生的过程： 黛比没有任何晚餐的计划也没有做好晚餐的准备，因此与朋友外出吃饭将是一件很愉快的事情。黛比邀请朋友一起散步，但是她的朋友拒绝了而且表示不想等黛比，因为她不喜欢在天黑后外出。不喜欢锻炼的朋友表示，即使黛比错过了散步也不是很重要的事情，黛比可以选择在其他的时间进行散步。"你的友谊难道对你而言不重要吗？"朋友问道。黛比不想让朋友失望。于是，黛比放弃了散步并与朋友外出吃饭。

情形发生后： 在回到家里后，黛比觉得吃得过多，浑身无精打采。她看了一会儿书然后上床睡觉。虽然她很享受跟朋友在一起的时光，但是她因为错过了散步而感到很沮丧。她将自己处理这个情形的能力评估为2。

黛比评估了一下与情形相关的暗示，同时确定了几种在以后处理类似情形的方法。

情形发生前： 黛比可以在自己的日常生活中增加尽可能多的锻炼类型。如果她一整天都有很多的锻炼，那么她不会因为发生了一些事情导致她无法散步而感到如此糟糕。此外，黛比可以在天气糟糕的情况下选择其他的地方散步，例如大型购物中心。黛比必须练习应对他人。这些人会提出妨碍黛比锻炼目标的请求或说辞。如果黛比没有积极锻炼的朋友，那么她可以尝试交一些可以与她一起分享积极生活方式的新朋友（在尝试适应新习惯时，你必须避开否定者，同时让自己周围环绕价值观相同的朋友）。

情形发生的过程： 黛比可以说："当然，友谊对我是很重要的，但是保持积极锻炼对我也一样重要。这次我会跟你一起出去，但是以后请多注意一下，这样我就可以在你出去前先散步。"或者，黛比也可以说："当然，友谊对我是很重要的，但是保持积极锻炼对我也一样重要。谢谢你的邀请，但是这一次我必须拒绝你。你在彼此都方便的情况下再约吧。"

情形发生后：如果黛比同意了请求，那么她就必须对决定感觉舒服，接着设定自己可以饮食的界限，计划下次锻炼的时间，然后度过愉快的夜晚。在就寝前，难道跟着拉伸视频一起锻炼一下会太迟吗？如果黛比拒绝了请求，那么她就必须好好享受散步。几天以后，她可以邀请朋友一起散步或者做一些包含健身锻炼的短途旅行，例如去跳蚤市场购物或者参观博物馆。

快速重回正轨

记得本书前所介绍的阶段改变过程吗？回顾一下，改变并不是直线的。人们并不是一直向前前进，而是以阶梯方式从一个阶段发展到另一个阶段。"朝前走2步和向后退1步"的表达准备地描述了改变发生的方式，这就是正常且自然的模式。理想状态下，如果出现失误（一定会），那么可以在改变的过程中只往后退一步。

再次完成做出改变准备情况调查问卷（查看第1章的2~3页）。你处于哪个阶段呢？

越快返回到行动阶段，就越有可能成功地恢复体育锻炼和保持一辈子参加健身锻炼。在到达保持良好状态前，大多数人都会出现几次重复循环的阶段改变。不要因为回到之前阶段的失误而觉得尴尬或愧疚。此外，在出现失误后，不要在自己身上贴上否定的标签（"懒虫""哑巴""沙发土豆"）。消极的自我对话会导致自己在更多的阶段出现挫败。

幸运的是，大多数人在经历了挫败后都不会完全走回到准备阶段。在发生挫败后，自身所处的改变过程阶段能够提供可以快速返回到常规健身锻炼的概念。

- 如果过去很努力地做了几次改变尝试，那么很可能可以很快回归到常规的锻炼中。从成功的长远角度看，过去努力做出尝试的次数越多，下次尝试改变的机会越大。关键是汲取失误教训，同时在下次尝试时选择不同的方式。

- 如果在挫败发生时正好处于改变阶段的后期，那么很可能可以继续常规的健身锻炼。处于锻炼保持阶段的人很少受到挫败的困扰，即使出现了较长时间的挫败。因为他们清楚和重视保持锻炼的好处，而且拥有重回正轨的自信和技能，不管挫败是因何发生都不再是问题。虽然处于行动阶段的人会面临高风险失误，但是他们往往能够很快重新回到正轨，只要他们在重新开始前不要浪费太多的时间。

- 如果能够在1个月内从一个阶段进步到下一个阶段，那么很有可能可以重新开始常规健身锻炼。假设处于准备阶段的人停止了继续保持锻炼的计划，并且重新回到只是考虑参加锻炼（准备阶段），如果他在1个月内能够从考虑保持锻炼重新发展到时不时散步，那么就可以成功地保持锻炼。而需要1个月以上的时间才能够重回正轨的人很容易停留在准备阶段。

- 如果在改变阶段采用了恰当的过程和技能，那么可能很快就可以返回到常规锻炼。

使用行动计划11.3中的小贴士重新回到正轨。在需要的情况下，可以使用附录中做好改变准备的问卷调查来确定发生挫败的阶段。

行动计划11.3：重回正轨

在特定的改变阶段发生挫败后，可以使用这些小贴士来帮助自己重新回到锻炼正轨。如果出现挫败，可以选择针对阶段的小贴士，然后尝试使用这些方法。如果在之前出现挫败，可以标识对自己有用的小贴士，这些小贴士很可能还是有效的。此外，可以在空白的地方添加其他的想法。

准备阶段和考虑阶段：没有考虑或者正在考虑保持锻炼，但是还没有进行锻炼

- 考虑一下，自己是怀揣还是抵制保持经常锻炼的目标。
- 明确和专注于对自己很重要的体育锻炼的好处（优点）。
- 理解或学习一些关于健身锻炼的新鲜事情。
- 思考一下不锻炼的健康危害警告。
- 记住，唯一对自身健康和幸福负责的人是自己。
- 与和自己一样保持健身锻炼的人交流。
- 当自己没有进行锻炼时，想一些可以代替健身锻炼的方式。
- 确定阻止自己保持锻炼的障碍（弊端）。
- 把自己看作积极锻炼的人。
- 奖励自己重新考虑保持锻炼。

准备阶段：时常做一些锻炼，但是并没有定期锻炼

- 思考一下，如果自己重新开始锻炼，自己将会变得非常自信。
- 告诉自己想要保持锻炼。采用肯定的方式构建自信。
- 做出保持锻炼的新承诺并重新开始。
- 相信定期健身锻炼可以让自己成为更健康、更开心的人。
- 重新制订个人锻炼合同。设定小的目标，同时在进步时奖励自己。
- 确保有方便的地方可供锻炼。
- 让周围的人都支持自己锻炼，暗示自己保持锻炼。
- 保持锻炼记录，同时查看进步情况。
- 坚持平衡的健身计划，其中包括有氧锻炼，力量、平衡和灵活性训练。
- 安排健身锻炼时间并做好优先安排。
- 慢慢地重新开始。每天坚持锻炼至少15分钟。
- 做好可能导致自己无法进行锻炼的高风险情形计划。
- 请求别人支持，同时努力增加锻炼。
- 想一些让健身锻炼变得有趣的方法。
- 奖励自己重新开始锻炼。

行动阶段：定期锻炼，但是还没有形成锻炼的习惯

- 提醒自己，保持锻炼是自我价值体系的一部分。
- 设定现实目标。不要期待重新从之前的锻炼水平开始。
- 保持锻炼记录。给自己构建健身水平的时间。
- 确定在自己感到无法胜任锻炼的情况下能够鼓励自己保持锻炼的人。
- 让某人为自己的健身锻炼提供反馈。
- 在家里和工作场所贴上提醒自己保持锻炼的目标。
- 去除周围导致自己不积极锻炼的障碍。
- 避免在鼓励不积极锻炼的环境中待太长时间。
- 即使在感到很疲劳的情况下，也要做一些健身锻炼，因为稍后自己会感觉好很多。
- 在感到紧张的情况下，可以通过锻炼来减缓自己的担忧。
- 如果感觉很无聊，可以尝试最近一直没有做的新健身锻炼。
- 提醒自己，之前自己一直都保持锻炼而且可以重新保持锻炼。

研究新闻报道

问题： 谁是中途退出锻炼的人？

回答： 人们认为，自己是否退出锻炼与本身停止锻炼的时间总量以及之前的锻炼经历相关。在出现挫败前一直保持最长时间定期锻炼的人会觉得之前较长时间不锻炼就是退出锻炼。

如何使用这个信息： 即使在锻炼中断的情况下，也继续认为自己是一名积极锻炼者。设想一下自己可以锻炼的时间。以肯定的方式告诉自己可以重新开始锻炼。即使已经数周或数月中断锻炼，在重新开始锻炼时仍要充满自信。

避免以后出现挫败

在出现挫败前，会出现几个可以通过改变行为阻止挫败发生的时机。行动计划11.4描述了两种情形。在这些情形中，你会怎么做呢？记住，你可以改变自己的想法、情感以及行动。

行动计划11.4：停止事件链

在预防这些失误方面，还有其他的方法吗？在空白的地方，添加自己的想法。

事件链	预防策略
星期一——下雨，无法参加户外锻炼	可以在办公大楼爬楼梯。在家里用吸尘器清理地毯，并且尽可能快地清理，以便燃烧更多的热量
星期二——继续下雨。又错过了参加锻炼的一天	开车到购物中心散步。在家里跟着健身视频一起锻炼
星期三——必须出差。大部分时间都会在飞机上度过	在有健身房或游泳池的饭店订房间 存储或检查行李，然后在等待班机时在机场散步
星期四——待在一起的朋友大多数都不喜欢锻炼	告诉自己，这次出差不会完全导致自己停止锻炼 早起，然后到饭店的健身房锻炼

事件链	预防策略
星期五——回到家，感觉累到不想做任何事情	做一些即使自己不是很喜欢的锻炼，体育锻炼可以减缓疲劳和促进更好的睡眠 要求自己的伴侣或朋友提醒自己保持锻炼
星期六和星期日——因为整个星期都在出差，所以想花时间跟家人在一起。意识到已经有一个星期没有参加任何锻炼了	早起，然后自己外出散步。在忙碌了1周后，享受一下安静的时光。计划一个家人也可以一起参加的锻炼——骑车、徒步或溜冰。下定决心星期一起一定要重新实施定期计划

健身锻炼的压力管理

健身锻炼一直被称为"自然的自我镇静剂"，因为它可以让身心平静下来。同时，健身锻炼还可以让重要的器官（心脏、肺部、血管）变得更强壮，同时在面对压力时发挥更恰当的作用。定期健身锻炼和锻炼可以让身体变得更加抗压。

参加体育锻炼的人表示他们晚上可以睡得更好。但是，相对于感到疲劳，大多数人会在锻炼后觉得重新精神焕发。定期体育锻炼是一种有效管理压力的技巧。

压力管理小贴士

使用健身锻炼管理压力时，可以采用这些小贴士。

- 对于激进类型者来说，避开竞争性的健身锻炼可以实现压力管理目的。不要过于逞强好胜。

- 面对紧张情形或单调任务时，可以稍作休息、出去散步。离开几分钟有利于头脑清醒，从新的角度看待问题。

- 如果一天总是很忙乱，那么可以在一天结束后进行健身锻炼计划，从而摆脱一天当中身体所堆积的有害的压力副产品。

个人档案

玛格丽特，53岁

玛格丽特是一名处于更年期的小学老师。她在身体和情绪上开始出现一些变化。最糟糕的症状是妨碍她睡眠的夜间盗汗。玛格丽特发现，当她白天参加一些健身锻炼时，会睡得好一些。虽然潮红并没有消退，但是她能够很快入睡而且在第2天感到精力充沛。健身锻炼同时还可以提升她的精神，让她感到年轻、有活力。

放松技巧

每个人偶尔都会感到紧张。出现紧张的情况下，可以练习这些放松技巧的其中一种。使用行动计划11.5，开发一个学习放松的计划。与任何新习惯一样，练习这些技巧都可以得到好处。

- 深呼吸训练——大家都听说过：深呼吸，然后放松。接着，再深呼吸一次，进一步放松。一开始要慢慢地呼气，然后再从鼻子里深深地呼气。在吸气的过程中，可以在内心静静地数到5个数。注意，当肺部充满空气时，腹腔要放松。在数到5个数后，再数到5个数慢慢地让气体呼出。重复训练至少5分钟。坐着、站着或躺着都可以做这个练习。为了实现更好的结果，松开领带、腰带或纽扣可以让自己更舒服。推荐在安静的地方练习，但这并不是必需的。深呼吸是很多放松技巧的第1个步骤，因此可以在任何地方练习和学习这个技巧。

- 视觉化想象——开始先深呼吸几分钟，接下来是闭上双眼，制造一个可以完全放松的想象场景。想象自己在热带雨林散步，在大海巡航，或者在山顶上俯瞰漂亮的山谷。继续深呼吸，摆脱特定的地方，潜心进入场景中。听到什么声音了吗？空气闻起来是什么味道的？皮肤有什么感觉呢？有没有觉得自己好像身处其中非常放松？视觉化想象可以在感到紧张的时候让头脑休息。很多人都会说他们的很多创新的想法和解决方法都来自视觉化想象。

- 渐进式肌肉放松——首先，必须躺着练习这个技巧。选择一个至少在20分钟以内不会受到干扰的安静地方。一开始是深呼吸训练，让整个身体放松。从双脚开始，接着抬起身体，在吸气的过程中紧紧地收缩每块肌肉群。每一次呼吸都可以释放压力。注意每次肌肉收缩和放松的感觉。身体一直向上提起，从双脚到小腿、大腿、臀部、腹部、双手、双臂再到双肩，最后到脸部、嘴巴、下巴、双眼和头皮肌肉。放松阶段的练习可以多花一些时间。如果肌肉感觉特别紧张，那么可以重复收缩肌肉群。完成练习后，至少静静地躺5分钟（这里也可以加入视觉化练习）。准备起身时，可以从10倒数到1，慢慢且小心地起身。每天都尽力做好渐进式肌肉放松练习。通过练习，还可以学着坐在椅子上练习渐进式肌肉放松。

■ 拉伸——大多数人的头部、颈部和肩膀区域（称之为压力三角形）都会处于紧张状态。三角形的底部是肩膀和颈部之间的中间点，三角形的顶部是前额两眼之间。拉伸可以释放压力三角形的紧张感。特别是在完成单调任务的过程中，可以停下来做几个拉伸。第10章阐述了更多关于拉伸的内容。

头顶拉伸——使用单臂，像伸手去拿高架上的物品一样向上抬起。另一只手臂重复相同的练习。

肩膀耸肩——双肩向上提起，向前和向后大幅度甩动。每次可以同时旋转双肩或伸展单臂。

颈部转动——将右耳朝右肩拉伸的过程中，动作必须保持左肩膀水平高度。向下转动头部，下巴触碰胸部。左边重复拉伸训练。头部保持不后坠。

■ 自我按摩——可以学习自我按摩。按摩可以放松肌肉、减轻疼痛、增加皮肤和肌肉的血流量、减轻精神压力和帮助自己进一步放松。

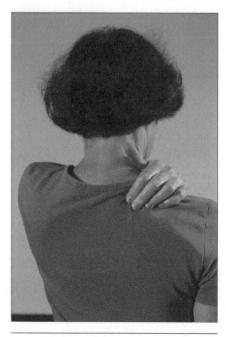

肩膀和颈部、背部——按摩压力三角形：使用左手按摩右肩，右手按摩左肩。一开始是按摩肩胛骨，接着往上按摩颈部背部，包括头皮。使用"圆弧"动作按摩最厚的肌肉部分。在两侧重复按摩几次。一些健康保健店出售一种称为后背按摩器的S形器具。这种按摩器具由管状塑料做成，而且上面还有一些圆形硬块。可以在颈部和背部以及肌肉紧张的区域使用这个器具施压。

自我按摩可以放松肌肉和减轻精神压力。

头部和脸部——使用手指按压前额两眼之间的位置（压力三角形的顶点）。使用大拇指轻轻地按压眉骨下面接近鼻子的区域。使用轻轻的旋转动作摩擦鬓角和耳后区域。在洗头的时候，使用轻快的动作摩擦头皮。

双脚——使用大拇指摩擦整只脚，从脚后跟、脚趾到脚背。单独摩擦每个脚趾。一只手握住脚踝，另一只手握住脚趾。在脚踝位置朝两个方向转动脚。

按摩并不能代替损伤的药物治疗。受伤时必须看医生，例如扭伤、肌腱炎或关节肿胀。

行动计划11.5：练习放松的计划

选择放松技巧并承诺练习至少1个星期，评估自身体验。

在本周的＿＿＿＿＿＿＿＿＿＿＿＿＿＿＿＿，我将练习＿＿＿＿＿＿＿＿＿＿＿＿＿＿＿＿＿＿＿＿＿＿＿＿＿＿＿＿

＿＿，

至少坚持＿＿＿＿＿＿＿＿＿分钟/每天。

天	分钟	评论
星期日		
星期一		
星期二		
星期三		
星期四		
星期五		
星期六		
你觉得放松了吗？		

小　结

有很多原因会导致失误和挫折的发生。有些失误和挫折是你自己可以控制的，而有些是你无法控制的。一般情况下，你可以提前做好社会活动、旅行和日常任务的准备工作。诸如受伤、生病、特别计划和不可预期的家庭责任等事件可能并不在你的控制范围之内，但是你仍然可以对这些事件进行管理。你的目标是，不要让挫败成为完全放弃锻炼的原因。

几天甚至几个星期没有参加健身锻炼或者训练并不是灾难。如果不是在太长时间后重新开始锻炼，可以相对快速地重新开始健身。使用和应用所学的技能，可以让你重新回到保持锻炼的正轨上。

幸运的是，大多数出现挫败的人会回到他们认为可以保持锻炼的时刻，同时重新开始新的计划。将挫败作为学习的机会，就可以评估挫败、汲取教训，同时开始考虑重新开始的计划。下次尝试一些不同的方式，可以提高自己处理高风险情形和保持健身锻炼的自信。

重新向前发展时，必须记住这些要点。

- 尽可能快地重新尝试。
- 重新尝试。这一次可能比上次开始的阶段要至少提前一个阶段。
- 重新尝试。但是要做一些不同的尝试。汲取经验教训。
- 重新尝试。你可以做到的！

本章重点

以下是可以将本章所阐述的内容应用到日常生活的一些方式。在接下来的几天和几周里，可以尽可能多地练习这些锻炼。

- ☐ 确定高风险情形。设计一个计划，处理自身自信水平得分低于50分的情形。
- ☐ 评估自身存在的失误。将失误作为学习机会，便于日后管理类似的高风险情形。
- ☐ 在出现挫败的情况下，完成做好改变准备的问卷调查，了解自己的挫败。使用适合自身改变阶段的小贴士，重新回到锻炼正轨上。
- ☐ 学习放松技巧，以便帮助减轻压力。在感到压力的情况下会增加出现失误的风险。

第 12 章

展望未来

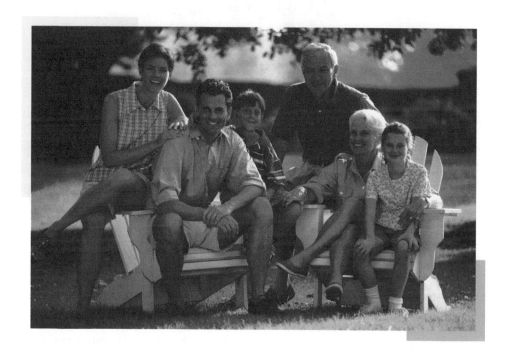

本章内容

- □ 做出人生中的其他改变。
- □ 帮助他人积极锻炼。
- □ 成为社区健身锻炼的提倡者。

恭喜，这是本书的结尾部分！希望本书以及其中的方法有助于你增加健身锻炼。虽然这是本书的结尾部分，但是一切还未结束。本书主要侧重于你自身以及健身锻炼习惯的养成。在结束前，本书将提出一些个人健身锻炼计划以外的建议。这些建议针对本书中所探讨的内容和练习提供了一些使用方法。

做出人生中的其他改变

你可以将这些可增加自身健身锻炼的技能以其他的方式运用到提高生活质量上。做出和保持改变与变得和保持积极锻炼一样重要（也一样困难）。如果能够做出这些改变，同时保持这些改变，那么就可以使用自身所学来解决以后所面对的其他挑战。

逐渐年长会带来巨大的生活改变。理解改变和挑战，同时做好应对改变和挑战的准备对于保持生活质量是很重要的。以下内容有助于你思考一些大多数人最后必须面对的常见挑战。如果你已经碰上了其中的一些挑战，可以思考一下自己的体验，同时将所学内容应用到生活的其他方面。完成行动计划12.1，明确在人生中必须或想要做出的其他改变。

职业改变

- 退休后，你将过怎样的生活呢？
- 从工作岗位退下来后，在哪些方面可以体现自我价值感呢？
- 不再工作时，如何保持与朋友和同事的社会交往呢？
- 能够以哪些新的方式应用自己的天赋和聪明——兼职、第二职业或志愿者工作？

家庭改变

- 能够与孙子们一起快乐地生活吗？
- 如果伴侣或其他家庭成员因为健康问题无法自理，你做好成为护理者的准备了吗？
- 你需要搬到其他居住的地方或对自己的住所做出改变吗？

个人改变

- 除了日常锻炼或为他人所提供的照顾，你能够描述真实的自己是怎样的吗？
- 在人生的这个时期，你的激情以及你的快乐是什么呢？

■ 你是否考虑一些与原谅和和解相关的事情呢?

行动计划12.1：其他愿意做出的改变

确定自己想要改变的生活的方面。思考为何这些方面的改变对自己这个阶段的人生很重要。写一个开始改变的短期目标（在接下来30天会做的事情）。

我将改变……

因为……

我的短期目标： _____

我将改变……

因为……

我的短期目标： _____

我将改变……

因为……

我的短期目标： _____

行动计划12.2将帮助你在锻炼水平提高后确定对你最有帮助的技能。这些被评估为非常有用的技能，你可以计划再次使用。可以回顾一下那些被评估为有些用处或者没有用处的技能。有些技能难度很大，要求更多的训练和坚持才能够掌握。

行动计划12.2：你会使用哪些技能呢

以下是本书所介绍的主要技能列表。这些技能有利于提高你的健身锻炼水平。回顾一下你所学过和掌握的内容。在每个技能对应的方框中，标记技能对你自身的作用程度。对于特别有帮助的技能，标注使用这些技能实现人生中其他领域目标的方法。

做出改变的技能	非常有用	有时有用	没有用
权衡利弊			
学习新信息			
寻求他人的支持和帮助			
以奖励方式加强积极锻炼习惯			
表达肯定和练习积极自我对话			
记录想法			
改变周围事物			
改变想法			
以积极的行为代替消极的行为			
明确触发条件和提示			
做好应对高风险情形的计划			
坚持做记录（自我监控）			
设定现实目标			
制订"军令状"			
管理时间			
自信地沟通			
练习放松技巧			
解决问题			
寻找和评估资源			
汲取挫折教训			

使用这些技能实现另一个目标的方式：＿＿＿＿＿＿＿＿＿＿＿＿

＿＿＿＿＿＿＿＿＿＿＿＿＿＿＿＿＿＿＿＿＿＿＿＿＿＿＿＿＿＿

＿＿＿＿＿＿＿＿＿＿＿＿＿＿＿＿＿＿＿＿＿＿＿＿＿＿＿＿＿＿

影响他人

对自己保持健身锻炼的能力越来越自信时，就可以考虑影响他人了。就像你刚开始锻炼时寻求他人作为积极作用的榜样一样，现在你可以帮助其他人了。对于不积极锻炼的人而言，没有任何动力能够比看到其他原本像他们一样的人变得积极锻炼更刺激的。他们会说"如果她可以，我也可以"。

但是要记住，不是所有人都做好了立刻行动的准备。按照以下的小贴士，帮助不积极锻炼的朋友或家庭成员变得更加积极锻炼。

- 提出类似于做出改变准备情况问卷调查的问题，以便确定朋友所处的改变过程。聆听他们关于健身锻炼的陈述。回顾在介绍中所列出的处于锻炼不同准备阶段的人的陈述。

- 分享关于健身锻炼的相关好处或优点（正面）信息。要求朋友们思考一下这个时候哪些好处对他们最重要。

- 诚实地回答自己一开始的经历。不要做一些看起来很简单的常规健身锻炼。虽然保持锻炼有一定难度，但是保持锻炼是可行且值得付出的。

- 谈论一些在健身锻炼一开始就必须克服的障碍，提供自己克服障碍和问题的具体例子。记住，缺少时间是大多数人变得不积极锻炼的最常见原因。做好为适应健身锻炼提供具体方法例子的准备。

- 采用头脑风暴方式，将不积极锻炼的时间替换成健身锻炼。如果朋友反对或不喜欢结构性健身，那么可以多强调生活方式身体活动优点。

- 建议朋友戴上计步器来跟踪几天的锻炼。大多数人会对自己不积极的生活方式感到非常吃惊。

- 在恰当的时间帮助朋友制订锻炼计划或"军令状"。然后，作为支持者签署合同。

- 一直给予恰当的表扬和鼓励。在需要的情况下，可以帮助朋友思考恰当的奖励，同时进行奖励。

- 询问自己可以提供具体帮助的方式，同时自信地倾听要求。朋友有义务告诉你他的需求。不要尝试看透他人的想法。

如果朋友暗示他喜欢你作为锻炼搭档，那么让朋友选择锻炼和确定锻炼节奏。如果朋友的计划强度比较低，那么可能会继续进行自己较高强度的计划。可以将自己看作行为榜样，同时将这个机会看作增加朋友锻炼时间的方式。

成为健身锻炼的提倡者

本书的目的在于帮助人们变得越来越积极锻炼。你提倡在工作和个人生活中保持健身锻炼。如果体会到健身锻炼的好处，那么你也可以成为社区的健身锻炼提倡者，特别是老年人。

从表12.1的数据可以看到，人们的寿命都很长。65岁以上的老人比例正在逐渐增长。世界上年龄增长最快的一个年龄群是85岁以上的人。

老年人都想看着自己的孙子们（和曾孙子们）长大。他们想加入到孙子们的社团中，同时尽可能地充实生活。但是，除非他们保持身体健康、健身和行动自如。否则，随着年龄的增长，他们的生活质量会下降而且还会增加社会的负担。长期保持健身锻炼的好处已经被人们所证实。提升所有年龄阶段的老人（特别是年龄在50岁以上的老人）健身锻炼的需求是很重要的。

保持健身锻炼在一定程度上依赖于社区对于健身锻炼的鼓励和提倡。可以帮助社区提供更适合走路、慢跑或骑行的交通方式以及健康的娱乐追求。

表 12.1　　　　　　　　　　**男性和女性的预期寿命**

国家	两者平均	男性	女性
澳大利亚	80.3	77.4	83.3
加拿大	80.0	76.6	83.5
新西兰	78.5	75.5	81.6
英国	78.3	75.8	80.8
美国	77.4	74.6	80.4

2004年出生婴儿的预期寿命。
美国人口统计局；国际数据库，表10——出生性别的预期寿命，2004年。

社区中与锻炼相关的资源包括人们每天所呼吸的空气到人行道安全和锻炼设施。在评估社区健身锻炼资源（包括物资和人力）时，可以询问以下一系列问题。

健身锻炼资源具备以下这些特点吗？

可以使用的——有这些资源吗？这是人们可以锻炼的地方吗？

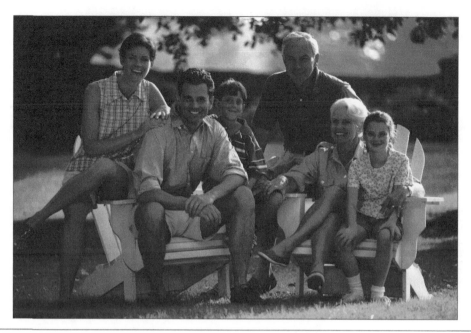

看着孙子们成长为有生产力的成年人，是很多老人引以为豪的事情。

可以进入的——可以很容易地进入这些资源配置地吗？它们是无障碍化的吗？可以在需要的时候和地方使用这些资源吗？

负担得起的——包含哪些开支呢？

可以接受的——人们会积极地看待这些资源吗？好处是否胜过开支？

恰当的——资源是否满足需求？质量和数量是否适用于预期目标？

本书从头至尾一直在探讨健身锻炼存在的障碍。当你自己成为一名健身锻炼提倡者时，完全不要吃惊自己会从全新的角度看待社区。或许，你将第一次发现自己会开始关注人行道上的裂缝或者十字路口的路灯。而当你的发现让你质疑自己散步的能力时，想象一下那些仍然没有积极锻炼的人会是怎样的想法。

查看行动计划12.3中的清单，评估社区的锻炼友好程度。可以使用自己所发现的方法并采取行动。行动意味着向可以解决问题或参与问题解决的个人或单位报告存在的问题。

行动计划12.3：是否身处友好的社区锻炼中

查看在社区中观察到的健身锻炼障碍。可以在列表中添加其他内容。在具体位置做好记录，以便采取行动。

健身锻炼的障碍	注意事项
人行道不平坦或有裂缝	
人行道不规则	
人行道很狭窄而且没有交通缓冲区（树木、矮树丛、露天停车、绿化用地）	
街道交叉处不安全	
交通信号灯没有给行人提供足够安全穿行的时间	
主要街道和告诉路上没有自行车车道或小路	
糟糕的街道照明	
很难找到楼梯井，而且楼梯井很脏、通风很差、不安全	
主要社区公园或锻炼设施缺少公共交通	
游径、海滩和城市街区没有可供人们判断距离的标记	
主要的景区没有自行车停放处和存放架	
公共汽车和通勤火车上没有运输自行车的货架	
主要地方缺少方向和距离标识	
学校在上课时间前和后没有对外开放设备	
户外锻炼场地没有提供晚上使用的灯光	
在此列出其他障碍：	

以下是一些有利于促进社区健身锻炼的想法，而且这些想法利己也利人。

- 鼓励当选官员利用社区资源促进健身锻炼。

- 要求学校大楼和操场在上学前、放学后、周末和假期向普通社区开放。

- 加入社区联盟，同时为了社区整体利益，支持可执行和能够负担的基于社区的健身锻炼计划。社区计划者和设计者必须考虑社区所有成员的需求，包括残疾人。

- 鼓励雇主提供福利，包括面向雇员、退休人员和家人的健身中心会员卡或基于社区的健身课程。雇主必须鼓励健康保险公司考虑对经常保持体育锻炼的人收取较低的保险费。

- 在董事会或住宅小区会议上大声说出改善想法。书写或提出改善请愿。收集签名。让媒体注意到问题和潜在的解决方法。

- 组织建立街区超速或犯罪监视系统。

- 鼓励学校开展行人安全教育。

- 要求市政工程部门修剪树木和植物。

- 组织社区清理或美化日锻炼。

- 说服当地媒体报道散步对健康的益处。

与喜欢健身锻炼的朋友一起探讨可以让社区变成可以做更多锻炼的地方的想法。使用行动计划12.4，运用头脑风暴法开始制订计划。与社区的其他人和组织接触，以便获得支持。

行动计划12.4：针对健身锻炼项目的社区行动计划

以下步骤有利于开始锻炼计划。稍后必须制订更加详细的计划。

1. 明确社区的具体需求或问题。考虑短期（1年或不到1年）和长期（1～5年）需求。

2. 头脑风暴可能的解决方法。

3. 选择1个或2个潜在的短期项目。

4. 支持项目需要哪些资源？

5. 谁能够提供帮助？

6. 可以立刻开始哪些行动？

个 人 档 案

提倡健身锻炼

一群退休的朋友在一起散步时发现社区里有一条废弃的铁路轨道。通过进一步了解，他们获知这条轨道全长大约2英里而且一直延伸到郊外社区。他们想知道可不可以将这条轨道转变成小道。于是，他们成立了组织并开始奔走。期间，他们制订了计划并向市政府提交了计划。此外，他们当中的几个人还与前市中心的业务雇主联系，询问赞助项目的事宜。在短短的几个月里，每天都有成千上万人使用小道。有些人进行散步、骑车、溜冰等外出锻炼。有些人散步或骑车去上班。来城市参观的游客从小路散步到博物馆和剧院。除此之外，小路接下来还能够提供其他的多种便利。这群老人打算设计一些标识小路沿途景点距离的地图，或许市中心诊所的医生可以将这些地图提供给需要更多锻炼的病人。这个项目为城市提供了很多积极的宣传。因此，附近的城市想将小道延伸到他们的社区。这条小道有可能会被一直延伸到农村，全长达到大约40英里。

衷心地希望你自己能够保持锻炼，成为他人积极的行为榜样和社区健身锻炼的提倡者。好好享受终生健身锻炼的乐趣。

附 录

权 衡 利 弊

标记出对你现在很重要的优缺点。对于特别重要的，在空白处做2次标识。计算每一栏的标记总数。你的优点是否超过缺点呢？

健身锻炼的优点或收益	健身锻炼的缺点或弊端
＿＿＿ 享受健身锻炼	＿＿＿ 我太累了，无法保持锻炼
＿＿＿ 我在锻炼中觉得好些了	＿＿＿ 我太老了，无法坚持锻炼
＿＿＿ 保持锻炼让我觉得年轻	＿＿＿ 我看起来很愚蠢
＿＿＿ 健身锻炼减少我患上心脏病、中风和某些癌症的风险	＿＿＿ 我的朋友们都不参加锻炼
＿＿＿ 健身锻炼有利于控制血压、胆固醇和三酸甘油酯	＿＿＿ 我可能会受伤
＿＿＿ 保持锻炼有利于预防2类型糖尿病	＿＿＿ 我不喜欢流汗
＿＿＿ 保持锻炼可以增加寿命	＿＿＿ 过敏让我无法外出
＿＿＿ 保持锻炼有利于我更长时间独立地生活	＿＿＿ 我就是不喜欢健身锻炼
＿＿＿ 保持锻炼可以让我睡得更好	＿＿＿ 我无法做其他我喜欢的锻炼
＿＿＿ 如果我身体健康，那么我就不大可能会摔倒	＿＿＿ 走动时，我的关节会痛
＿＿＿ 我喜欢看起来苗条且健康	＿＿＿ 我会患上心脏病
＿＿＿ 我觉得更自信而且更把能控自己的生活	＿＿＿ 我没有钱加入健身中心
＿＿＿ 健身锻炼有利于我管理体重	＿＿＿ 没有安全的地方可以让我锻炼
＿＿＿ 我可以少吃药	＿＿＿ 我没有具备技能
＿＿＿ 如果我保持锻炼，那么我的骨头会更强壮	＿＿＿ 我不知道该怎么做
＿＿＿ 我能够做日常工作和照顾自己	＿＿＿ 我不想离开家出去锻炼
在这里添加个人优点：	在这里添加个人缺点：
优点总数：＿＿＿＿＿	缺点总数：＿＿＿＿＿
试着在下一周至少将一个优点添加到个人清单上	试着在下一周至少将一个缺点从清单上去除

记录想法和行动

第1部分：记录想法和行动

使用这个表格记录自己考虑做健身锻炼的次数。在每次想做一些健身锻炼时，可以简单地在表格的左栏方框中做标记。如果执行了想法而且完成了想做的锻炼，那么在表格的右栏方框中做标记。

日期	原以为可以进行健身锻炼的时间	坚持锻炼想法和完成健身锻炼的时间
星期日		
星期一		
星期二		
星期三		
星期四		
星期五		
星期六		
	原以为可以进行健身锻炼的时间总量：_____	坚持锻炼的时间总量：_____

第2部分：借鉴自己的想法

1. 什么原因让我冒出健身锻炼的念头？

例如：我看到一位朋友在做锻炼。

2. 关于健身锻炼，有什么想法呢？

例如："我看到莎莉在外面散步，我也可以这样做。或许，你可以一起散步。"或者"我看到莎莉在外面散步，她看起来冻坏了。"

3. 如果你的想法是消极的，那么应该对自己说什么，这样自己才有可能变得愿意坚持健身锻炼呢？

例如："只要我穿上我的上好大衣，我就会很温暖。"

4. 如果你的想法是积极的，你会以做一些健身锻炼作为回应吗？为什么呢？

来自积极的生活搭档

个人学习时间

制作3份时间表格。在时间档次中填上自己3天的具体任务或锻炼（2天是工作日，1天是双休日）。在完成了锻炼记录后，确定自己在每一项健身锻炼中所花费的时间总数以及没有参加锻炼的时间总数。这些健身锻炼包括散步、爬楼梯、园艺、家务；而没有锻炼包括睡觉、久坐、开车或搭公车、看电视或讲电话。在表格的下面，计算每天锻炼的时间（"有"栏）和不锻炼的时间（"没有"栏）。每4小时的时间档次总计240分钟。每天的时间总数是1 440分钟。

代替（不锻炼的次数）　　　　　　　　　我将这样做（在此列出锻炼）

_____　　　_____

_____　　　_____

_____　　　_____

_____　　　_____

		健身锻炼?	
时间档	任务或锻炼	有	没有
午夜到早上4:00			
早上4:00到早上8:00			
早上8:00到中午			
中午到下午4:00			
下午4:00到下午8:00			
下午8:00到午夜			
		锻炼时间总量：	不积极锻炼时间总量：

Reprinted from S. Blair, A. Dunn, B. Marcus, R.A. Carpenter, and P. Jaret, 2001, *Active Living Every Day* (Champaign, IL: Human Kinetics), 184.

"军令状"（个人合约）

在本周的＿＿＿＿＿＿＿＿＿＿＿＿＿＿＿＿＿，我，＿＿＿＿＿＿＿＿＿＿＿＿＿＿＿＿＿

＿＿＿＿＿＿＿＿＿＿＿＿＿＿＿＿＿（名字），将完成以下任务以便增强自身健身锻炼。

日期	我将做
星期日	
星期一	
星期二	
星期三	
星期四	
星期五	
星期六	

完成以上列出的锻炼时，我将以以下方式犒劳自己：

＿＿＿

＿＿＿

我将把以下＿＿＿＿＿＿＿＿＿＿＿＿＿＿＿包含在我的计划中：＿＿＿＿＿＿＿＿＿＿＿＿＿＿

＿＿＿

＿＿＿

＿＿＿

＿＿＿

＿＿＿

签名：＿＿＿＿＿＿＿＿＿＿＿＿＿   日期：＿＿＿＿＿＿＿＿＿＿＿＿＿

证人：＿＿＿＿＿＿＿＿＿＿＿＿＿   日期：＿＿＿＿＿＿＿＿＿＿＿＿＿

参考文献

前言

1. Prochaska, J.O., and DiClemente, C.C. 1983. Stages and processes of self—change of smoking: Toward an integrative model of change. *Journal of Consulting and Clinical Pyschology*, 51: 390–395.
2. Prochaska, J.O., and B.H. Marcus. 1994. The transtheoretical model: Application to exercise. In *Exercise adherence: Its impact on public health*, ed. R.K. Dishman. Champaign, IL: Human Kinetics.
3. Marcus B.H., and L.H. Forsyth. 2003. *Motivating people to be physically active*. Champaign, IL: Human Kinetics.

第1章

1. Blair, S., A.L. Dunn, B.H. Marcus, R.A. Carpenter, P. Jaret. 2001. *Active living everyday*. Champaign, IL: Human Kinetics.
2. Centers for Disease Control and Prevention. 2004. Prevalence of no leisure—time physical activity—35 states and the District of Columbia, 1988–2002. *Morbidity and Mortality Weekly Report* 53(4): 82–86 (Feb. 6).
3. Beil, L. 1999. What is proper weight? Shake it up or go figure. *Dallas Morning News*, August 30.
4. American Association of Retired Persons (AARP). 2002. Exercise attitudes and behaviors: *A survey of adults 50–79*. Washington, DC, May.
5. Blair, S.N., J.B. Kampert, H.W. Kohl III, C.E. Barlow, C.A. Macera, R.S. Paffenbarger Jr., and L.W. Gibbons. 1996. Influences of cardiorespiratory fitness and other precursors on cardiovascular disease and all—cause mortality in men and women. *Journal of the American Medical Association* 276: 205–210.
6. Lindsay, J., D. Laurin, R. Verreault, R. Hebert, B. Helliwell, G.B. Hill, and I. McDowell. 2002. Risk factors for Alzheimer's disease: A prospective analysis from the Canadian Study of Health and Aging. *American Journal of Epidemiology* 156: 445–453.
7. Lee, C.D., Blair, S.N., and Jackson, A.S. 1999. Cardiorespiratory fitness, body composition, and all—cause and cardiovascular disease mortality in men. *American Journal of Clinical Nutrition* 69: 373–380.
8. Franklin, B.A., J.M. Conviser, B. Stewart, J. Lasch, and G.C. Timmis. 2005. Sporadic exercise: A trigger for acute cardiovascular events? *Circulation* 102: II–612.
9. Franklin, B.A., K. Bonzheim, S. Gordon, et al. 1998. Safety of medically supervised outpatient cardiac rehabilitation exercise therapy: A 16—year follow—up. *Chest* 114: 902–906.
10. Canada Society for Exercise Physiology. 2002. *Physical Activity Readiness Questionnaire (PAR–Q)*.

第2章

1. Ellis, A. 1973. *Humanistic psychotherapy: The rational—emotive approach*. New York: Julian Press.

2. Ellis, A. 1974. *Disputing irrational beliefs*. New York: Institute for Rational Living.

3. American Association of Retired Persons (AARP). 2002. *Exercise attitudes and behaviors: A survey of adults 50–79*. Washington, DC, May.

第3章

1. Olshansky, S.J., L. Hayflick, and B.A. Carnes. 2002. No truth to the fountain of youth. *Scientific American*, June, 92–95.

2. Blair, S., A.L. Dunn, B.H. Marcus, R.A. Carpenter, P. Jaret. 2001. *Active living everyday*. Champaign, IL: Human Kinetics.

第4章

1. Paffenbarger, R.S., Jr., and I.M. Lee. 1998. A natural history of athleticism, health, and longevity. *Journal of Sports Science* 16: S31–S45.

2. Boreham, C.A., W.F. Wallace, and A. Nevill. 2000. Training effects of accumulated daily stair–climbing exercise in previously sedentary young women. *Preventive Medicine* 30(4): 277–281.

第7章

American Association of Retired Persons (AARP). 2002. Exercise attitudes and behaviors: A survey of adults 50–79. Washington, DC, May.

第9章

Borg, G.V. 1998. Borg's perceived exertion and pain scales. Champaign, IL: Human Kinetics.

第10章

National Institutes of Health, National Institute on Aging. n.d. Exercise: *A guide from the National Institute on Aging*. Publication No. NIH 99–4258.

第11章

1. Marcus, B.H., et al. 2000. Physical activity behavior change: Issues in adoption and maintenance. *Health Psychology* 19(1) (Suppl.): 32–41.

2. McAuley, E. 1992. The role of efficacy cognition in the prediction of exercise behavior in middle–aged adults. *Journal of Behavioral Medicine* 77: 115–122.

3. Dubbert, P.M., and B.A. Stetson. 1995. Exercise and physical activity. In *Handbook of health and rehabilitation psychology*, ed. A.J. Goreczny, 255–274. New York: Plenum.

第12章

1. U.S. Bureau of the Census. 2004. International data base, table 10. Life expectancy at birth by sex.

2. U.S. Department of Health and Human Services, Public Health Service, Centers for Disease Control and Prevention, National Center for Chronic Disease Prevention and Health Promotion, Division of Nutrition and Physical Activity. 1999. *Promoting physical activity: A Guide for community action*. Champaign, IL: Human Kinetics.